脑胶质瘤百科问答

The Encyclopedia of Glioma: Questions & Answers

主　审　江　涛　邱晓光
主　编　仲丽芸　陈宝师　张　伟

编　委　（按姓氏笔画排序）
　　　　王　政　刘　幸　刘彦伟
　　　　张　忠　张传宝　陈绪珠
　　　　保肇实　柴睿超　樊　星

中国协和医科大学出版社
北　京

图书在版编目（CIP）数据

脑胶质瘤百科问答 / 仲丽芸，陈宝师，张伟主编. —北京：中国协和医科大学出版社，2021.9

ISBN 978-7-5679-1791-0

Ⅰ. ①脑… Ⅱ. ①仲… ②陈… ③张… Ⅲ. ①脑肿瘤－神经胶质瘤－诊疗－问题解答②脑肿瘤－神经胶质瘤－护理－问题解答 Ⅳ. ①R739.41-44②R473.73-44

中国版本图书馆CIP数据核字（2021）第149157号

脑胶质瘤百科问答

主　　编：仲丽芸　陈宝师　张　伟
策划编辑：田　奇
责任编辑：李书鹏
封面设计：许晓晨
责任校对：张　麓
责任印制：张　岱

出版发行　中国协和医科大学出版社
（北京市东城区东单三条9号　邮编100730　电话010-65260431）
网　　址：www.pumcp.com
经　　销：新华书店总店北京发行所
印　　刷：北京联兴盛业印刷股份有限公司

开　　本：710mm×1000mm　　1/16
印　　张：12.5
字　　数：200千字
版　　次：2021年9月第1版
印　　次：2022年10月第3次印刷
定　　价：68.00元

ISBN 978-7-5679-1791-0

主 编 简 介

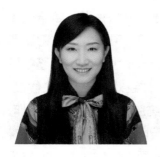

　　仲丽芸，副主任护师，首都医科大学附属北京天坛医院神经外科肿瘤五病区护士长，脑胶质瘤研究型病区护士长，中国抗癌协会脑胶质瘤专业委员会临床护理与人文关怀学组主委，中国生命关怀协会精准医疗与细胞治疗专业委员会常委，中国医师协会脑胶质瘤专委会缓和医疗护理专业组委员。获国家级GCP临床试验证书，参与多项国内外临床试验。承担及参与多项省部级、局级课题，发表多篇SCI及科技核心论文，获国家实用新型专利3项。主编书籍《胶质瘤患者必读500问》，参编《神经外科护理学》《神经外科临床护理思维与实践》。从事神经外科临床护理工作20余年，临床护理经验丰富，尤其擅长脑胶质瘤相关神经功能障碍的早期干预及患者围手术期的营养支持。

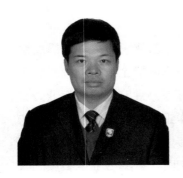

陈宝师，中国医师协会胶质瘤专业委员会药物及生物治疗学组会员，中国抗癌协会神经肿瘤分会会员，中国抗癌协会脑转移癌分会会员，中华医学会神经外科分会会员。2006年7月毕业于首都医科大学，师从著名神经外科专家罗世祺教授和著名胶质瘤专家江涛教授，并获得神经外科临床博士学位，毕业后一直致力于神经系统肿瘤的综合治疗工作，在首都医科大学附属北京天坛医院神经外科从事神经肿瘤专业十余年，先后在国内外核心期刊上发表论文二十余篇，主编书籍《胶质瘤患者必读500问》，并参与了《儿童颅内肿瘤》《脑胶质瘤》《脑肿瘤的化学治疗》《脑胶质瘤治疗技术与进展》《神经外科学》等多部神经肿瘤论著的编写工作。参与多项国家、省部级科研项目。在临床工作方面，主持和参与多项国际和国内临床药物试验。临床上积累了上千例脑肿瘤患者的临床治疗经验，尤其在胶质瘤的综合治疗方面，取得了良好的治疗效果。

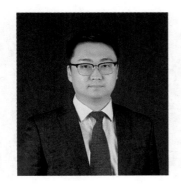

　　张伟，医学博士，美国MD安德森癌症中心博士后，首都医科大学附属北京天坛医院主任医师、副教授、硕士生导师，神经外科肿瘤五病区副主任，国家神经系统疾病临床医学研究中心PI。主要从事神经外科临床与科研工作，擅长各类颅脑肿瘤微创外科手术及脑胶质瘤的个体化综合治疗。兼任中国抗癌协会青年理事会理事，中国医师协会脑胶质瘤专业委员会青年委员会副主任委员，中国抗癌协会脑胶质瘤专业委员会全国委员，中国神经科学学会神经肿瘤分会常务委员，北京抗癌协会青年理事会理事等。承担国家自然科学基金、国家重点研发计划、北京市科技计划等10余项科研项目，参与制订临床指南共识6部，参编中文专著6部，参译专著2部，发表SCI论文90余篇，授权国家发明专利2项。获国家科技进步二等奖等科技奖励5项，先后入选北京市科技新星计划、北京市高创计划青年拔尖人才及北京市百千万人才工程，荣获2019年度第三届"国之名医－青年新锐"荣誉称号。

序

脑胶质瘤发生在"人体司令部——大脑",造成患者认知功能和肢体运动障碍,不仅严重影响了患者的身心健康,也给家庭和社会造成沉重的负担。人们对胶质瘤缺乏认识和了解,尤其是近年伴随新的诊疗技术不断涌现,使患者对胶质瘤有着种种疑惑。有鉴于此,本书作者结合多年来的临床经验,对患者普遍关注的胶质瘤诊疗问题进行归纳整理,以通俗的语言编写了本书,希望它能够解答患者心中的诸多疑问。

脑胶质瘤是成年人最常见的原发恶性脑肿瘤,每年新发病例为4/10万至10/10万,且具有高复发率、高致残率、高病死率的特征,5年病死率在全身肿瘤中仅次于胰腺癌和肺癌,给社会和家庭造成巨大负担,成为我国重点防治的常见肿瘤之一。

脑胶质瘤的治疗目前强调神经外科、神经影像科、神经病理科、放射肿瘤科、肿瘤内科等多学科综合诊治,还需要护理、康复、看护和缓和治疗专业人员的积极参与。我国现有脑胶质瘤患者数目庞大,每年都有十几万例患者需要治疗。由于人们对脑胶质瘤的科学认识不足,临床诊治流程仍欠规范,国内脑胶质瘤的诊治水平有待提高。脑胶质瘤防治科学知识的普及,对于提高全民癌症筛查意识、科学理解胶质瘤的诊治、降低致残致死率、提高患者生活质量并延长存活时间、节约社会卫生资源,都具有极其重要的意义。

肿瘤防治,科普先行。本书的编写顺应国家重视科普并大力推广医学科普知识的要求,重点围绕脑胶质瘤的认识预防、早期筛查、规范诊治、康复护理、综合管理等一体化完整诊疗服务链为鲜明特色,科学实用的介绍有关脑胶质瘤的科普知识。本书总结了作者多年积累的治疗和护理脑胶质瘤患者的临床经验,结合脑胶质瘤治疗的最新进展,对脑胶质瘤患者在整个诊疗过程中遇到的常见问题,予以梳理总结归纳,并以一问一答的形式,通过通俗易懂的语言,生动形象的插图，力图将医学专业知识转变为大众易懂易记的常识，最终帮助脑胶质瘤患者获得更好的治疗和护理。

相信本书的出版能给您在胶质瘤的诊疗中提供帮助，对增强脑胶质瘤科普知识起到推动作用。

赵继宗

教授　主任医师

中国科学院院士

首都医科大学神经外科学院院长

国家神经系统疾病临床医学研究中心主任

2021年7月

前　言

　　脑胶质瘤是一种原发于颅腔内的常见神经系统肿瘤，占颅脑肿瘤的半数以上。胶质瘤多数具备恶性特征，术后复发率极高，严重影响患者的生活质量和存活时间。胶质瘤作为一项难治性疾病，治疗过程复杂且有效治疗手段不足，耗费大量医疗资源却收效甚微，给患者及其家庭带来了巨大的精神压力及经济负担。

　　2004年9月，江涛教授在王忠诚院士的支持下成立国内第一家脑胶质瘤综合治疗中心，并不遗余力地推动国内脑胶质瘤领域的多学科规范化诊治，近十多年，北京天坛医院胶质瘤治疗中心为数千例胶质瘤患者进行了系统的综合治疗，取得了良好的治疗效果，积累了宝贵的临床治疗资料与经验。目前，国内脑胶质瘤多学科诊疗理念不断深入，新技术新方法成功引入，临床诊治逐步规范，能够让更多患者和家庭最终获益。

　　本书的前身《胶质瘤患者必读500问》于2016年正式出版，出版后深受广大脑胶质瘤患者及家属肯定，为再版奠定了基础。再版新书分为十大篇章，继续以广大胶质瘤患者及家属为服务对象，从胶质瘤的发病原因、临床症状、诊断、手术、围手术期、放疗、化疗、新技术应用、护理、康复、预后及临床试验等重要环节入手，以问答形式和简洁通俗的语言，详细解答了患者在诊治过程中经常遇见的疑惑或者关注的热门话题，兼顾目前胶质瘤治疗领域的最新理念、最新指南和最新进展，以期通过医学科普知识的推广，帮助脑胶质瘤患者获得更好的治疗和护理，提升患者及家庭战胜疾病的信心和决心。

　　感谢中国科学院院士、国家神经系统疾病临床医学研究中心主任赵继宗教授为本书亲自作序，感谢天坛医院神经外科江涛教授和神经肿瘤放疗科邱晓光教授在新书再版和筹备过程中给予的鼎力支持。本书内容可能在某些地方存在重复，某些问题目前尚无定论，某些观点还可能存在一定争议，因此在书中难免存在一定的疏漏和不足，希望得到广大读者及同道的批评指正。

希望此书的出版能给广大胶质瘤患者及其家庭带来一定的帮助，愿每一位患者在面对苦难和选择时，不再无助。

仲丽芸　陈宝师　张　伟
2021年7月

目 录

概 述 篇

症　状　篇

诊　断　篇

手　术　篇

术 后 篇

放疗和化疗篇

护　理　篇

预 后 篇

临床试验篇

典 型 病 例

概　述　篇

　　胶质瘤是一类常见的颅内原发性恶性肿瘤，病因不明，发病率偏低，包括生长速度、恶性程度在内的生物学特性也不尽相同。目前医学界对于胶质瘤的各种特点在不断探索，对于胶质瘤的认识也日趋成熟。因此，了解胶质瘤的特点，对于正确对待该疾病和采取科学的态度进行治疗，具有重大意义。

　　1. **什么是胶质瘤？**

　　答：胶质瘤广义上是一类源自神经上皮的肿瘤，而狭义上仅指源于各类胶质细胞的肿瘤。胶质瘤占所有原发性中枢神经系统肿瘤的40%～60%，占中枢神经系统恶性肿瘤的81%，是最常见的颅内原发性恶性肿瘤。

　　2. **胶质瘤的发病原因是什么？**

　　答：胶质瘤发病原因尚不明确，目前认为某些胶质瘤的发生可能与遗传、辐射、情绪、外伤和病毒感染等因素有一定关系。

　　3. **胶质瘤遗传吗？**

　　答：目前胶质瘤的发病机制尚不明确，但有胶质瘤家族史的人罹患胶质瘤的可能性有一定程度的提高。总体来说，其发病率仍非常低。现在虽然不能排除胶质瘤的发病与遗传因素的相关性，但学术界一般不认为胶质瘤可以遗传。

　　4. **胶质瘤与使用手机有关系吗？**

　　答：目前一般认为辐射可能与胶质瘤的发生有关，但只有辐射量和辐射时间积累到一定的程度才可能导致胶质瘤的发生。正常使用手机比较安全，但长时间使用手机可能会增加胶质瘤的发病率。

5. 胶质瘤患者可以使用电脑吗?

答:辐射可能与胶质瘤的发生有一定的关系,但并没有确切证据证明正常使用电脑的辐射量会导致患胶质瘤。但是,部分胶质瘤患者有癫痫症状,长时间使用电脑有可能导致患者过度疲劳,诱发癫痫。此外,显示器屏幕闪烁也有诱发光敏性癫痫的风险。因此,虽然不禁止胶质瘤患者使用电脑,但仍应有节制地使用。

6. 胶质瘤的发病率有多高?

答:根据国内外文献统计,胶质瘤新发病例为每年(4～10)/10万。

7. 胶质瘤的好发年龄是多少岁?

答:胶质瘤可发生于任何年龄组,不同类型的胶质瘤好发年龄也不相同,星形细胞瘤好发于青壮年,胶质母细胞瘤好发于中老年,而髓母细胞瘤多见于幼儿和青少年。

8. 男性还是女性更容易患胶质瘤?

答:在胶质瘤患者中,男性的发病率明显高于女性,大约为1.5∶1。

9. 胶质瘤可能出现在哪些部位?

答:额叶、颞叶、顶叶、枕叶、丘脑、基底节区、胼胝体、小脑、脑干都可能有胶质瘤生长,病变可能累及一个脑叶,也可能累及两个甚至多个脑叶。甚至可能发生脑室内、椎管内播散。有4%的胶质母细胞瘤在获得诊断时,可发生椎管内的播散转移。

10. 胶质瘤如何分级?

答:世界卫生组织(WHO)中枢神经系统肿瘤分类将胶质瘤分为Ⅰ～Ⅳ级,级别越高,提示恶性程度越高,其中Ⅰ级、Ⅱ级胶质瘤为低级别胶质瘤,Ⅲ级、Ⅳ级为高级别胶质瘤。Ⅰ级:一般为良性,如毛细胞型星形细胞瘤、室管膜下巨细胞星形细胞瘤、原浆型星形细胞瘤、室管膜下瘤等;Ⅱ级:包括一般的星形质细胞瘤,少突胶质细胞瘤和混合(少突-星形)细胞瘤、室管膜瘤等;Ⅲ级:

主要为间变性星形细胞瘤，间变性少突胶质细胞瘤，间变性少突－星形细胞瘤等；Ⅳ级：胶质母细胞瘤、髓母细胞瘤等。

11. 胶质瘤是恶性肿瘤吗？

答：依据WHO对胶质瘤的分级，WHO分级为Ⅱ～Ⅳ级的胶质瘤是常说的恶性肿瘤。其中，Ⅱ级胶质瘤属于低级别胶质瘤，一般也被称为低度恶性胶质瘤，但是可以向高级别胶质瘤转化。Ⅰ级胶质瘤一般不被称为恶性胶质瘤。

12. 什么是星形细胞瘤？

答：星形细胞瘤是以星形胶质细胞组成的肿瘤，是最常见的神经上皮性肿瘤之一。按病理级别，星形细胞瘤除少数为Ⅰ级外，多数都是Ⅱ级。星形细胞瘤多数呈浸润性生长肿瘤，部分可恶变为间变星形细胞瘤，也有可能转化为胶质母细胞瘤，肿瘤切除后较易复发。

13. 什么是少突胶质细胞瘤？

答：少突胶质细胞瘤起源于少突胶质细胞，大多数少突胶质细胞瘤发生于成年人，肿瘤好发于大脑皮质和大脑半球，但也可发生在小脑、脑干、脊髓和原发性软脑膜。肿瘤生长缓慢，无包膜，但与正常脑组织界限清楚，以膨胀性生长为主，很多都有钙化表现，肿瘤生长缓慢，多数少突胶质细胞瘤预后优于星形细胞瘤。

14. 什么是间变胶质瘤？

答：间变胶质瘤指的是胶质瘤缺乏分化，核异型性显著，经常伴有血管增生，也就是说胶质瘤有恶化的趋势，在WHO分级中被定为Ⅲ级。发生间变的胶质瘤一般称为恶性胶质瘤。

15. 什么是胶质母细胞瘤？

答：胶质母细胞瘤是星形细胞肿瘤中恶性程度最高，生长及复发速度最快，是生存时间最短的一类胶质瘤，属于Ⅳ级。肿瘤位于皮质下，多数生长于幕上大脑半球的各处。呈浸润性生长，常侵犯几个脑叶，并侵犯深部结构，还可经胼胝体波及对侧大脑半球。发生部位以额叶最多见，其他依次为颞叶、顶叶，少数可见于枕叶、丘脑和基底节区等。肿瘤切除后，如果不进行综合治疗，肿瘤很快就会复发，预后较差。

16. 胶质母细胞瘤的发病率高吗？

答：胶质母细胞瘤是最常见的颅内恶性肿瘤，占所有颅内肿瘤的12%～15%，占星形细胞肿瘤的一半，也是最常见的成年人幕上脑肿瘤（图1）。可以发生在任何年龄，但约2/3的病例集中在45～70岁，诊断时的平均年龄为53岁，30岁以下非常少见，发病性别比例为男：女＝1.5：1，男性发病增多，在老年人更明显。

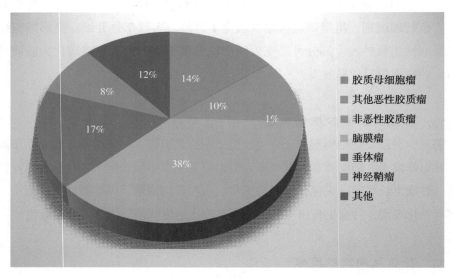

图1　颅内原发肿瘤占比分布图

17. 什么是原发性胶质母细胞瘤？

答：先前无较低级别肿瘤的临床证据，首次发病即诊断为胶质母细胞瘤，称为原发性胶质母细胞瘤。原发性胶质母细胞瘤多发生于55岁以上的中老年患者。在病理上常表现为以EGFRVⅢ扩增与过量表达为主。

18. 什么是继发性胶质母细胞瘤？

答：胶质母细胞瘤可以由弥漫性或间变性星形细胞瘤、间变少突－星形细胞瘤、少突胶质细胞瘤或间变少突胶质细胞瘤发展而来，即继发性胶质母细胞瘤。继发性的胶质母细胞瘤多发生于年龄小于55岁的患者中，是由低级别胶质瘤发展而来，占胶质母细胞瘤的5%～10%。WHO分级Ⅱ级和Ⅲ级胶质瘤发展成胶质母细胞瘤的时间平均为5年和2年。在分子病理水平上，原发胶质母细胞瘤（5.0%）的异柠檬酸脱氢酶突变明显低于继发胶质母细胞瘤（84.6%）。

19. 什么是室管膜瘤？

答：室管膜瘤是来源于脑室与脊髓中央管的室管膜细胞或脑内白质室管膜细胞的中枢神经系统肿瘤。男性发病率高于女性，室管膜瘤多数都能完全切除，并且在完全切除后预后良好。

20. 什么是髓母细胞瘤？

答：髓母细胞瘤是恶性程度最高的胶质瘤之一，它常发生于后颅窝的小脑蚓部，是一种在幼儿和青少年时期常见的恶性脑胶质瘤。最早出现的临床症状通常是头痛、恶心、呕吐、步态不稳等颅内压增高症状及小脑平衡障碍，髓母细胞瘤还容易发生颅内或者椎管内播散。

21. 什么是视神经胶质瘤，如何治疗？

答：视神经胶质瘤多发生于儿童，发病率相对较低。大约有1/3的视神经胶质瘤仅局限于一侧视神经，约有2/3的患者还联合有视交叉、下丘脑、三脑室底及视束的侵犯，对于局限于一侧视神经的肿瘤，手术完全切除是首选。手术目的主要是保护眼球和阻止肿瘤向视交叉蔓延。手术指征是突眼症状逐渐加重；视力逐渐下降；影像学检查表现为肿瘤渐进性增大。肿瘤较小、临床无症状的视神经胶质瘤患者是否需要积极手术治疗仍存有争论，因为绝大部分肿瘤生长缓慢，不产生疼痛，多数学者建议定期观察。对于鞍区外生型已产生占位效应的肿瘤，应采取手术切除。如完全切除肿瘤已不可能，应做部分切除，术后辅以必要的放疗。

22. 什么是胚胎发育不良性神经上皮肿瘤？

答：胚胎发育不良性神经上皮肿瘤又称DNET，或者DNT，这是一种多发于幕上的混合性的神经胶质神经元肿瘤，病理表现以多结节结构为主，发生位置多发生在大脑皮层内和灰白质交界部位，发病原因可能与大脑皮层发育异常相关。其病理级别为WHO I 级，一般在其全切后不需要放化疗，一般不会复发，预后良好。

23. 什么是原始神经外胚层肿瘤？

答：原始神经外胚层肿瘤（primitive neuroectodermal tumor，PNET），为神经嵴衍生的较原始的肿瘤，肿瘤细胞主要由原始神经上皮产生，具有多向分化的潜能。这是一种高度恶性的神经肿瘤，其病理级别较高，病理级别为WHO IV级。术后需要放化疗，患者预后不佳。

24. 什么是胶质细胞增生？

答：胶质细胞增生可能与脑组织缺血、缺氧、炎性损伤、外伤及放射性损伤有关，是中枢神经系统对各种损伤因子所致损伤的修复反应，但是胶质细胞增生又将成为阻碍神经元髓鞘和轴索生长的屏障，进一步会影响功能恢复和神经元结构的修复，临床上称为胶质细胞增生症。胶质细胞增生为良性病变，预后良好。

25. 髓母细胞瘤的流行病学特点是什么？

答：髓母细胞瘤可在各年龄组发生，但绝大多数见于儿童，发病年龄高峰在10岁以前，在8岁以前者约占68.8%。文献报道本病多见于男性，男女之比约为3 : 1。

26. 室管膜细胞瘤的特点？

答：室管膜细胞瘤来源于脑室与脊髓中央管的室管膜细胞或脑内白质室管膜细胞巢的中枢神经系统肿瘤，根据病理类型分为室管膜下瘤、黏液乳头状室管膜瘤、室管膜瘤及间变性室管膜瘤四类。室管膜瘤为低度恶性（WHO II），而间变性室管膜瘤相当于高度恶性（WHO III）。

27. 胶质瘤都会复发吗？

答：对于WHO I 级的胶质瘤如果能够做到肿瘤完全切除，即使术后不辅以放化疗，复发率也很低。对于部分WHO Ⅱ级的胶质瘤，尤其是少突胶质细胞瘤，如果发现较早，手术切除比较彻底，结合放、化疗，也有可能达到根治的效果。但多数WHO Ⅱ级及以上的胶质瘤，尤其是来源于星形胶质细胞成分的胶质瘤，绝大多数会复发。

28. 低级别胶质瘤的复发率高吗？

答：低级别胶质瘤一般指WHO Ⅰ级和Ⅱ级胶质瘤。WHO Ⅰ级胶质瘤如毛细胞星形细胞瘤、室管膜下巨细胞星形细胞瘤、原浆型星形细胞瘤、室管膜下瘤等肿瘤，如果能够完全切除，无须放化疗，复发率较低。WHO Ⅱ级胶质瘤如果能够完全切除，首次复发时间多数在2年以上，星形细胞瘤的复发时间一般比少突胶质细胞瘤快，而且少突胶质细胞瘤的预后普遍优于星形细胞瘤。

29. 神经节细胞胶质瘤会复发吗？

答：首先要阐明两个概念，神经节细胞瘤和神经节细胞胶质瘤，这两类肿瘤名称相近，但本质是不一样的。神经节细胞瘤由成熟的神经节细胞和突起构成，光镜下可见神经节细胞分布不规则；神经节细胞胶质瘤属于混合性神经元－神经胶质肿瘤，其混有的胶质瘤成分也可能为Ⅱ级或者Ⅲ级，偶尔甚至可达Ⅳ级。神经节细胞瘤如果能够完全切除，可能会得到治愈，但神经节细胞胶质瘤和胶质瘤相似，存在复发的可能。

30. 胶质瘤会转移吗？

答：胶质瘤可以通过神经纤维和脑脊液发生转移，偶尔也会沿血液发生体部转移，但非常少见。在胶质瘤中，髓母细胞瘤相对容易发生转移，主要是沿脑脊液发生全脑全脊髓播散，也有可能出现骨转移和肺转移，总体来说，胶质瘤发生中枢神经系统外转移播散的概率较小，但中枢神经系统内种植播散并不罕见，一旦有种植播散，提示患者病情加重，需综合既往治疗情况进行放化疗，手术或使用化疗囊予以中枢神经系统脑室内给药。

31. 目前国际公认的脑胶质瘤治疗方法是什么？

答：目前脑胶质瘤的推荐治疗方法是手术切除、放射治疗、化学治疗、靶向药物治疗及电场治疗等。手术治疗一般本着微创的原则，综合利用现代神经影像学检查、术中导航、唤醒麻醉、术中神经电生理监测、功能定位等技术手段，在确保患者语言、运动等神经功能的情况下，通过手术最大限度地切除肿瘤组织，为后续治疗打下良好的基础。然后结合分子病理学检查，制订相应的放化疗方案，并可辅以分子靶向治疗或电场治疗，从而做到针对不同患者的个体化综合治疗。图2展示了目前脑胶质瘤的综合治疗流程。

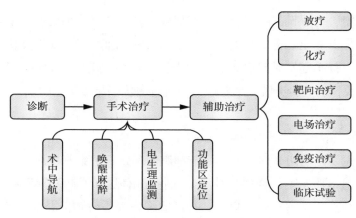

图2　脑胶质瘤的综合治疗流程图

32. 胶质瘤的治疗国内外有无差异？

答：目前对于胶质瘤的治疗，国内主流的治疗方案与欧美等国家是一致的，都是在手术治疗的基础上，辅以放疗及化疗等。过去由于国内化疗药物缺乏和考虑药物毒性过大的原因，治疗胶质瘤很少使用美国曾常采用的丙卡巴肼、洛莫司汀和长春新碱（PCV）方案和卡莫司汀贴片（BCNU wafer）。常使用的药物为尼莫司汀、卡莫司汀、依托泊苷、替尼泊苷等药物，但自从替莫唑胺成为一线化疗药物后，结合复发后的靶向药物治疗，其治疗方案与国外并无太大差异。

33. 美国国立综合癌症网络指南在国际肿瘤治疗中的指导地位如何？

答：美国国立综合癌症网络（national comprehensive cancer network，NCCN）每年发布的各种恶性肿瘤临床实践指南，得到了全球临床医师的认可和遵循。NCCN作为美国21家顶尖肿瘤中心组成的非营利性学术组织，其宗旨是为在全球范围内提高肿瘤服务水平，造福肿瘤患者。NCCN指南已经成为国际公认的权威治疗肿瘤的临床实践指南，目前国内外对于胶质瘤的治疗也是参考NCCN胶质瘤治疗指南制订的。

34. 如何正确对待胶质瘤的诊断和治疗？

答：胶质瘤的发病率虽然不高，每年新发病例为（4～10）/10万，但由于我国人口基数大，全国绝对患者数并不少。每年新发病例达到几万例，加上复发病例，每年都有不低于10万胶质瘤患者在接受治疗。因此每当被诊断为胶质瘤时，有很多患者或家属难以接受，认为患者既往身体很好，从来不得病，家族中也没有这种病史，或者认为孩子很优秀、很聪明，怎么会得这种病呢？这种态度对于胶质瘤的治疗有害无益。患者和家属往往希望从医生口中得到不是胶质瘤的诊断，因此经常跑多家医院，看多个医生，就诊时间明显延长，从而影响对胶质瘤的及时治疗。对于胶质瘤的正确态度是增加对胶质瘤疾病的科学知识，选择确切可靠的治疗方法，不要过多寄希望于目前尚未成熟的新技术，更不要采用封建迷信的方法进行治疗。

35. 胶质瘤患者的病情是不是应该向患者本人隐瞒？

答：从法律上来讲，患者有对自己所患疾病的知情权。但是由于胶质瘤的治疗目前还是一项世界难题，虽然有些胶质瘤患者的预后并不太差，但是也有很多胶质瘤患者的病程很短，发展很快，预后也不好，因此胶质瘤患者获悉自己的病情时往往悲观失望，加上沉重的经济压力，一部分患者可能会感到绝望，甚至放弃治疗，因此对治疗不利。但对于部分性格比较开朗、思想比较开明的患者，把病情向其讲清，他们往往能正确面对，积极采取措施配合治疗，常会得到不错的治疗效果，如果对患者隐瞒病情，患者往往不能配合治疗，也会影响治疗效果。因此对于是否隐瞒病情，应该根据患者病情的严重程度、性格特点、心理承受能力、家庭经济状况以及其个人实际情况而定。但患者直系亲属必须对患者的病情知情。

36. 婴幼儿会得胶质瘤吗？

答：婴幼儿发病率很低，但仍有一定的发病率。胶质瘤最早在胎儿时期就可发病。

37. 加强胶质瘤患者的营养会不会导致肿瘤生长速度加快？

答：增加患者的营养会导致肿瘤生长加快的想法是错误的。虽然胶质瘤的生长依赖人体的营养，但是人的免疫力和体质也需要靠正常的营养来维持，如果为了限制肿瘤的生长，采用饥饿的办法限制肿瘤的生长，不仅会降低人体正常的免疫功能，降低人自身抗肿瘤的能力，还可能导致体质下降，不能耐受正常的治疗，所以通过限制营养来控制肿瘤的生长是不可取的。当然，过度营养导致患者肥胖也是不可取的。

38. 胶质瘤患者能够怀孕吗？

答：因为胶质瘤患者先后要接受手术、放疗和化疗，如果胎儿有过多的机会暴露在危险因素下，有可能导致胎儿受到多重不良因素的损伤，最终影响胎儿的正常发育，所以当被诊断为胶质瘤时，应绝对避孕。如为低级别胶质瘤，在综合治疗结束1年后，如患者病情稳定，综合评估短期内不会复发，体检无异常，可以考虑怀孕；高级别胶质瘤因为随时可能复发，还是不建议怀孕。胶质瘤患者或家属需要了解，怀孕有可能影响胶质瘤的演进或者因怀孕而延误胶质瘤的治疗。

39. 为什么就诊要带齐患者资料？

答：完整的患者资料包括既往的病历、MRI（增强）或者CT（增强）片。如果诊断有争议，还需带好病理切片。另外，如无特殊情况，患者最好能亲自就诊。资料不齐，容易对患者的病情发生误诊，因此带齐资料是就诊必需的。

症　状　篇

　　胶质瘤的分类多种多样，肿瘤的病理性质、位置和生长速度等生物学特性也相差很大，临床表现的症状也不尽相同。总体来说，胶质瘤最普遍的临床表现为颅内压升高导致的头痛症状以及功能区占位引起的不同程度的神经功能缺失。胶质瘤作为常见的颅内恶性肿瘤，症状发生发展过程短的仅有几天，长的可达数年，因此正确了解胶质瘤的临床症状，对于准确判断其病理性质及发病位置具有重大意义。

1. 少突胶质细胞瘤常见的临床症状有哪些？

　　答：少突胶质细胞瘤的临床症状往往并不典型，根据肿瘤生长的部位而表现出不同的特点。其中最常见的症状为癫痫，其癫痫发生率在神经上皮性肿瘤中居首位，而且在大多数患者中表现为首发症状。另外，也可伴有偏瘫，失语，视力、视野障碍及认知、记忆障碍，而头痛、喷射性呕吐等高颅压症状一般出现较晚。

2. 星形细胞瘤有哪些临床症状？

　　答：星形细胞瘤的一般症状为颅内压增高表现，头痛、呕吐、视盘水肿、视力视野改变、癫痫、复视和生命体征改变等。具体症状还需结合肿瘤生长部位。

3. 胶质母细胞瘤的临床表现及其特殊性有哪些？

　　答：胶质母细胞瘤最大的特点在于生长速度快、病程短，病程较长者可能由恶性程度低的胶质瘤演变而来。个别病例因肿瘤出血，可呈卒中样发病。由于肿瘤生长迅速，脑水肿广泛，颅内压增高症状明显，多数患者都有头痛、呕吐、视盘水肿、精神改变、肢体无力、呕吐、意识障碍与言语障碍。肿瘤浸润性破坏脑组织，造成一系列局灶症状，患者有不同程度的偏瘫、偏身感觉障碍失语和偏盲等。神经系统检查可发现偏瘫、脑神经损害、偏身感觉障碍与偏盲。癫痫的发生率较星形细胞瘤和少突胶质细胞瘤少见，约33%的患者有癫痫发作。约20%的患者表现淡漠、痴呆、智力减退等精神症状或认知功能下降。

4. 髓母细胞瘤有哪些临床特点？

答：髓母细胞瘤的病情一般发展较快，病程不长，这也是髓母细胞瘤的生物学特性所决定的。由于髓母细胞瘤生长隐蔽，早期缺乏特异性症状，故很容易被患者及家属忽略。首发症状多为头痛、呕吐等高颅压症状，也可见走路不稳、共济失调、复视、视力减退和面瘫等症状。

5. 室管膜瘤会导致哪些临床症状？

答：室管膜瘤起源于室管膜细胞，主要发生在脑室系统，可以出现颅内压增高症状（头痛、喷射性呕吐）、脑干压迫症状（呕吐、呛咳、呼吸困难）、小脑症状（走路不稳、眼球震颤等）及偏瘫、眼球上运动障碍等。

6. 累及额叶的胶质瘤可能出现什么症状？

答：由于大脑的结构与功能极为复杂，累及不同位置的胶质瘤往往也伴有不同的临床表现。额叶前部胶质瘤常以头痛或精神症状为首发症状，肢体运动障碍相对少见。癫痫常表现为全身性发作。额叶后部胶质瘤常以局灶性癫痫为首发症状，肢体运动障碍及锥体束征明显，精神症状较少见。左侧额后部肿瘤常伴有运动性失语。额叶中部胶质瘤的临床表现介于额前部及后部之间，癫痫兼具全身性及局灶性两种发作形式。如肿瘤侵犯两侧额叶，则精神智力障碍相对突出。

7. 累及颞叶的胶质瘤可能出现什么症状？

答：非优势大脑半球的颞叶胶质瘤癫痫症状相对不明显，可有抽搐性发作。优势半球的颞叶肿瘤，多伴有语言障碍，如混合型失语症状或命名不能。颞叶深部的肿瘤可引起对侧同向偏盲、精神运动性癫痫发作，或者先有嗅觉性先兆或复杂结构形象的视幻觉性抽搐发作。

8. 累及顶叶的胶质瘤可能出现什么症状？

答：顶叶胶质瘤可导致全身性抽搐或局限的感觉性癫痫发作，患者的皮肤触觉、痛觉与温度觉不减弱，但躯体对侧可产生实体觉与皮层感觉（包括位置觉、两点刺激区别感觉）的功能缺损。也可发生对侧同向偏盲、失用症。当肿瘤侵犯优势半球时，可产生失语症、失写症及手指失认症。

9. 累及枕叶的胶质瘤可能出现什么症状？

答：枕叶胶质瘤通常可引起视野对侧象限性缺损或偏盲，但黄斑区视力保存。如果伴抽搐发作，在发作前可有闪光样视觉先兆，但非结构形象的视幻觉。肿瘤体积较大时也会出现颅内压高的症状。

10. 患者手脚均出现不能自主控制的缓慢运动，这和胶质瘤有关系吗？

答：该症状在医学上称为手足徐动症，其发病原因很多。肿瘤侵犯到基底核偶可出现该表现，因此，出现手足徐动症状可能与胶质瘤有关，但是并不是肯定有关，可以通过影像学检查与其他疾病进行鉴别。

11. 脑卒中和脑肿瘤有关吗？

答：脑卒中临床上称为中风，又称脑血管意外，是由急性脑血液循环障碍导致脑功能障碍的一类疾病的统称。胶质瘤在生长过程中会产生大量结构异常的肿瘤血管。管壁相对正常血管较为薄弱，很容易导致破裂出血而产生脑卒中，称为脑胶质瘤卒中。因此，部分胶质瘤是以出血性脑卒中起病的。

12. 胶质瘤累及脑干可能出现哪些症状？

答：脑干胶质瘤由于对脑干神经核团的破坏，可引起单侧或双侧部分脑神经的麻痹。而运动或感觉神经束一旦受损，可引起患者偏瘫、偏身感觉障碍，或小脑功能障碍，颅内压升高症状则出现较晚。当肿瘤体积增大时，可因脑组织移位并通过颅内固定的洞孔产生脑疝。

13. 胶质瘤累及丘脑可能出现哪些表现？

答：丘脑和丘脑周围区胶质瘤早期表现为颅内压增高，与肿瘤压迫室间孔、第三脑室和导水管有关。另外，患者还可出现病变对侧半身运动和/或深浅感觉障碍，精神障碍；病变对侧同向偏盲；四叠体受压（双眼瞳孔不等大、对光反射迟钝，双眼上视不能，眼球震颤）和下丘脑受损症状（嗜睡、肥胖、多饮多尿）。

14. 胶质瘤累及小脑可能出现哪些表现？

答：小脑胶质瘤可以发生在小脑半球和小脑蚓部，共同的临床表现包括：早期出现颅内压增高，患者头痛、呕吐，以清晨为重，以后则可随时发生，且发作次数日益频繁，相继出现视力下降、复视，视神经乳头水肿、出血等。小脑半球胶质瘤患者可以出现共济失调、水平眼震、头晕、耳鸣等小脑损害症状。小脑蚓部胶质瘤，部分患者可出现水平眼震和躯干性共济失调，个别患者可出现三叉神经、面神经、展神经或听神经的损害，出现相应的症状。

15. 胶质瘤患者为什么会出现癫痫症状？

答：由于胶质瘤的压迫和刺激，使瘤周脑细胞变性和胶质增生而产生致痫灶，引起不同程度的癫痫。

16. 胶质瘤患者是否都易发癫痫，发生癫痫的概率是多少？

答：肿瘤相关性癫痫是癫痫的主要分类之一，而胶质瘤，特别是低级别胶质瘤，由于病史较长，更是肿瘤相关性癫痫的主要病因。65% ~ 90% 的低级别胶质瘤患者以癫痫为其主要症状，而在高级别胶质瘤患者中，这一比例仍可达 30% ~ 60%。

17. 哪些位置的胶质瘤容易引发癫痫呢？

答：位于额部、颞部和顶部的胶质瘤较枕叶、基底节或丘脑部位的胶质瘤更容易发生癫痫。

18. 常见癫痫发作时可出现哪些症状？

答：部分患者发作方式为单纯部分发作，最常见的是面部、上下肢的抽搐，意识不完全丧失。另一种形式为复杂部分发作，表现形式为面部、上下肢抽搐伴意识丧失。如果全身震颤伴意识丧失则称为强直阵挛发作，也就是常说的癫痫大发作，常伴有口吐白沫、眼球上翻等症状。也有的癫痫表现为幻嗅、一过性言语障碍等症状。

19. 癫痫发作如何处理？

答：很多癫痫患者出现癫痫前，有先兆症状，应及时让患者侧卧，解开衣领袖口，如患者有呕吐，应及时清理口腔呕吐物，避免误吸，如有牙垫，可以垫在磨牙之间，避免咬伤舌头。如患者发作时间较长，出现明显的缺氧情况，需要拨打120急救，转医院处理。

20. 有癫痫症状的胶质瘤患者可以乘坐飞机吗？

答：民航并不禁止患有癫痫的胶质瘤患者乘坐飞机，但是在飞机上如果出现癫痫发作的确非常不方便，也不安全，因此对于有癫痫小发作或者大发作不是太频繁的患者，虽然可以乘坐飞机，但是应注意在登机前要服用足量有效的抗癫痫药物，并且务必有人陪同。而对于频繁出现癫痫大发作的患者，建议待病情稳定后再乘坐飞机或者采用其他交通工具为宜。

21. 胶质瘤患者为什么会出现头痛、恶心和呕吐等症状？

答：正常的颅内压力是由脑组织、脑脊液和血液维持的，而颅内的空间是一定的，因此胶质瘤在颅内生长到一定体积就会导致颅内压力的升高，颅内压力超过一定程度，患者可能会出现头痛、恶心、呕吐等症状。

22. 为什么有的胶质瘤患者会出现四肢活动障碍？

答：如果胶质瘤发生在与运动功能区相关的部位，或者对这些部位造成压迫即可出现肢体不同程度的活动异常。如果仅为压迫症状，手术解除压迫后，活动障碍能够得到明显缓解；如果功能区受损，即使切除肿瘤，四肢活动障碍也不能完全缓解。

23. 胶质瘤患者出现饮水呛咳是什么原因？

答：胶质瘤生长到一定程度，会引起颅内压升高，如果肿瘤压迫后组脑神经会导致后组脑神经功能障碍，导致饮水吞咽不协调，发生呛咳。

24. 为什么胶质瘤晚期患者常出现鼾式呼吸？

答：胶质瘤晚期患者常会出现明显的意识障碍，意识障碍会造成喉部肌肉松弛，引起舌后坠，发生呼吸道堵塞。因此，当意识障碍严重时患者就可能会出现打鼾。

25. 为什么有些胶质瘤患者会出现视力下降、视野缺损，甚至失明？

答：胶质瘤生长到一定程度可能导致颅内压升高，如果颅内压长期较高可能会导致视神经萎缩，视力下降。如果胶质瘤位于视神经传导通路上，或者对视神经传导通路造成压迫也会导致视力下降、视野缺损，严重时可能出现失明。

26. 胶质瘤晚期患者出现嗜睡是什么原因？

答：肿瘤晚期时多数肿瘤体积已经比较大，并且侵犯重要功能区，维持人清醒的脑干上行网状激活系统受损，导致患者意识状态变差，嗜睡，甚至昏迷。另外，患者在晚期可能出现舌后坠、呼吸道感染、肺炎，血氧饱和度下降，导致患者缺氧后更难唤醒。

27. 胶质瘤患者偏瘫侧肢体肿胀是什么原因？如何改善？

答：偏瘫侧肢体肿胀主要是因为患侧肢体活动减少，小腿肌肉对静脉回流的挤压功能，即肌肉泵功能下降，导致静脉回流障碍，引起肢体肿胀。加强肢体主动或被动活动，休息时抬高患侧肢体，能够有效改善患侧肢体肿胀。

28. 胶质瘤患者出现幻嗅是怎么回事儿？

答：幻嗅就是突然闻到了根本不存在的气味，一些患者经常会闻到一些根本不存在的恶心味道，如尸体腐烂的味道、臭鸡蛋的味道、烧鸡毛的味道、烧橡胶的味道等。人的嗅觉中枢位于大脑中一个称为海马沟回的部位，如果胶质瘤恰好累及海马沟回，就容易干扰嗅觉中枢，使人产生幻嗅症状。

29. 胶质瘤与精神疾病有什么关系？

答：由于胶质瘤可以广泛发生于大脑各个区域，任何功能区都可能被胶质瘤所侵犯，因此胶质瘤可能导致大脑的功能异常，患者可能会出现抑郁、躁狂、甚至精神分裂等症状。但这些症状由于程度不重，所以往往被忽视。精神分裂症状特征性比较明显，但临床上胶质瘤伴发精神分裂的发病率并不高。

30. 胶质瘤患者出现症状急剧加重是怎么回事儿？

答：由于胶质瘤多数属于恶性肿瘤，生长速度有时比较快，肿瘤的迅速生长和周围脑水肿加重都可能使颅内压明显升高，导致脑组织中线结构受压移位，甚至发生脑疝，表现为意识变差、昏睡或者昏迷、瞳孔变大、偏瘫甚至死亡。另外，脑胶质瘤的迅速生长可能还会出现脑卒中出血，引发颅内压迅速升高，导致患者病情加重。

31. 什么是脑疝？

答：胶质瘤患者术前经常被告知肿瘤迅速增大就有可能形成脑疝，导致很快死亡，非常危险，但什么是脑疝呢？脑疝症状并不是胶质瘤患者所独有，而是任何可能导致颅内压变化的疾病都会出现的一种风险极大的情况。像脑积水、外伤、脑出血、脑肿瘤都可能会出现脑疝情况，确切地说，脑疝就是由于颅内压力不均，压力高区的脑组织向压力偏低区推压，导致脑组织结构位置的变化，脑组织位置变化会引起脑组织变形，从而引起脑组织的功能改变，导致严重的症状，严重时患者会有生命危险。

32. 为什么有的髓母细胞瘤常需先进行脑室腹腔分流术？

答：髓母细胞瘤的生长位置在小脑蚓部，肿瘤较小时可无明显症状，出现症状时肿瘤往往已经比较大，影响脑脊液循环导致脑积水，表现为颅内压增高症状，常会有头痛、恶心、呕吐等症状。如果紧急切除肿瘤，会增加手术的风险，先行脑室腹腔分流术，待患者脑积水症状改善后再行手术切除肿瘤能够增加手术的安全性，减少手术并发症。

33. 胶质瘤手术能够完全改善症状吗？

答：手术治疗胶质瘤是为了改善颅内高压和由于物理压迫造成的神经功能下降，并明确诊断。减瘤可以解除肿瘤的压迫症状，对于恢复肿瘤侵犯引起的神经功能损伤存在一定的难度，手术的目的是延长患者生命，改善症状。多数患者经手术治疗和康复训练后可以恢复正常生活，但也有部分病例术后症状不如术前。

34. 什么是感觉性失语？

答：胶质瘤位于优势半球韦尼克（Wernicke）区（颞上回后部）易出现感觉性失语。患者听理解障碍突出，表现为话多、发音清晰、语调正确、短语长短正确，但缺乏实质词。患者常答非所问，虽滔滔不绝地说，却与检查者的提问毫无关系。有时候术前感觉性失语不明显，但手术损伤到韦尼克区，也会导致听理解障碍，造成感觉性失语。

35. 什么是运动性失语？

答：胶质瘤位于优势半球布罗卡（Broca）区（额下回后部额盖）易出现运动性失语。患者以言语表达障碍为突出特点，听理解正常，表现为说话少、讲话困难、发音语调异常、构词障碍，手术损伤此区也可能会出现运动性失语。

36. 什么是传导性失语？

答：患者语言流畅，但存在用词错误，能理解旁人的语言，但无法正确复述。与感觉性失语的鉴别：可以指示他做某一行动，感觉性失语患者不能理解指示，但传导性失语患者可以理解该指示，只是不能正常复述。

37. 什么是命名性失语？

答：以命名困难或者命名不能为主要特征，言语的理解能力基本正常，并且可以复述别人所讲的内容。

38. 什么是经皮质失语？

答：经皮质失语包括经皮质运动性失语、经皮质感觉性失语和经皮质混合性失语。经皮质运动性失语和经皮质感觉性失语各表现为运动性失语和感觉性失语的特点，但程度相对较轻，且复述能力一般较好；而混合性失语，除复述能力较好外，所有语言功能均有障碍。

39. **什么是完全性失语？**

答：这是最严重的失语类型，患者表现为各种语言功能均有严重障碍，而且往往伴有神经系统体征，如偏瘫、偏盲、偏身感觉障碍等。

40. **哪种失语容易恢复呢？**

答：一般来说，命名和传导性失语的预后较好，经皮质性和运动性失语差一些，感觉性失语和完全性失语的预后最差。

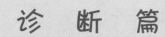

诊　断　篇

胶质瘤的临床表现复杂多样，有时某些临床特点与很多神经系统其他疾病类似，因此单凭其临床表现很难做出正确的临床诊断。要正确治疗胶质瘤，早期诊断十分必要。目前很多新型的医疗设备，尤其是影像设备的应用在胶质瘤的诊断上表现出重大的意义，因此正确了解不同医疗诊断设备的特点尤为重要。除此之外，各种实验室技术，如"金标准"病理诊断能够确定胶质瘤的病理性质，分子病理诊断在分子基因水平上对胶质瘤的特点进行了进一步划分，对于正确评估胶质瘤的生物学特性和临床预后非常重要。

1. 诊断胶质瘤最常用的检查设备是什么？

答：根据《脑胶质瘤诊疗规范（2018年版）》，强烈推荐胶质瘤的影像学筛查以磁共振（MRI）检查为主，CT检查为辅。MRI检查不仅可鉴别胶质瘤与部分非肿瘤病变，避免不必要的手术，而且有助于胶质瘤分级、实时发现肿瘤术中移位，明确胶质瘤侵犯范围，帮助肿瘤立体定向活检区域选择，有利于胶质瘤的切除程度判断和预后评估。推荐MRI特殊序列检查，正电子发射计算机断层显像（PET）和单光子发射断层成像术（SPECT）用于鉴别诊断、术前评估以及疗效评价。

2. 胶质瘤诊断或胶质瘤术后复查为什么一定要做增强MRI检查？

答：MRI是诊断胶质瘤最常用的检查手段。部分胶质瘤在不增强的情况下，与脑组织信号差异不明显，但增强后会有明显不同。增强MRI检查已经成为使用MRI诊断胶质瘤不可缺少的手段，因此对于怀疑胶质瘤或者胶质瘤术后进行复查，首选的诊断方式是选择平扫加增强MRI检查。

3. 胶质瘤可以通过影像学拍片判断恶性还是良性吗?

答:低级别胶质瘤一般轮廓清晰,边缘平整光滑,周围水肿情况不重;而高级别胶质瘤呈浸润生长,边缘轮廓没有规则的形状,周围有大片水肿,多数都有不同程度的增强,常伴有坏死。但有一部分肿瘤的特征性不强,单纯根据MRI检查难以判断肿瘤的良恶性,因此,虽然多数胶质瘤可以根据MRI判断良恶性,但仍有部分胶质瘤会发生误诊的情况,手术后进行病理检查才是诊断肿瘤级别的"金标准"。图3为低级别和高级别胶质瘤的多模态MRI影像。

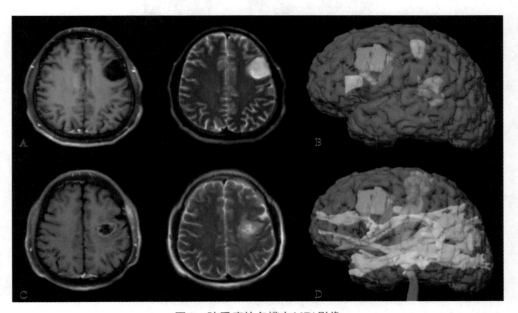

图3 胶质瘤的多模态MRI影像

注:A(低级别胶质瘤)。
B(高级别胶质瘤):CET1WI,T2WI,T2-FLAIR。
C(fMRI):红色,肿瘤;绿色,手功能区;深蓝色,Broca区;紫色,Wernike区。
D(DTI):红色,肿瘤;绿色,上纵束(SLF);深蓝色,锥体束(CST);黄色,弓状束(AF);橘色,额枕下束(IFOF);浅蓝色,下纵束(ILF)。

4. MRI影像上显示的病灶中央坏死代表什么?

答:病灶中伴有中央坏死是高级别胶质瘤的病理特征。简单地说是因为肿瘤生长迅速,造成中央部位肿瘤细胞供血、营养减少,进而发生局部坏死。这种坏死并不代表肿瘤的消亡,而是肿瘤生长较快的一种表现。当然,如果肿瘤接受了放疗和化疗，肿瘤也可能会出现局部坏死的现象。图4为高级别胶质瘤的T1增强图像，环形增强内可见中央坏死区。

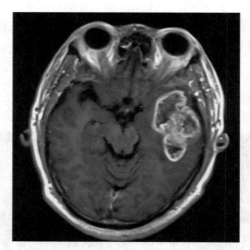

图4　高级别胶质瘤的T1增强图像

5. 影像上显示强化灶增多是否就是胶质瘤复发？

答：在增强MRI上与胶质瘤复发容易混淆的就是放射性损伤。放射性损伤也常表现为病灶信号增强，因为放射性损伤常被认为是肿瘤复发，所以经常被称为假性进展。在MRI影像上，放射性损伤有其特征性表现，但往往是放射性损伤伴发肿瘤，给临床诊断带来困难，可以结合波谱成像（MRS）分析、正电子发射计算机断层显像（PET-CT）等帮助诊断，但假阳性率很高，诊断的准确性并不是特别高。因此常需要结合放疗剂量和放疗范围进行放射性损伤的推测。

6. MRI检查发现脑内有增强病灶，使用激素后病灶逐渐消失，是胶质瘤吗？

答：胶质瘤使用激素后一般不会消失，虽然一部分胶质瘤患者在使用甘露醇和激素治疗后，症状可能明显减轻，但是影像学不会出现病灶消失。出现这种情况首先应该考虑诊断为淋巴瘤或者脱髓鞘病变的可能性较大。

7. 胶质瘤和脑炎如何鉴别？

答：多数胶质瘤和脑炎的影像学检查是有明显差异的，并且结合患者的起病情况，多数能得出正确的结论。炎性病变一般都有急性起病的过程，另外还常伴有发热，颈项强直。如果考虑为炎性病变，可以试验性抗感染治疗2周左右，之后进行MRI检查，以观察疗效。腰椎穿刺时还可以在脑脊液中见到白细胞增加，脑脊液蛋白量升高和含糖量降低等情况。另外可以考虑下次MRI检查，附加波谱成像（MRS）序列，这个对肿瘤及其他病变的鉴别具有一定的指导作用。

8. 放射科检查胶片保存的注意事项有哪些？

答：第一要保持干燥，不要沾水，沾水后相互黏在一起，分开时会导致图像损毁，失去使用价值。第二要避免日晒，阳光会导致胶片发黄变色，也影响对病变的观察。第三要避免卷曲，应该平放或悬挂。总之，要悬挂或平放在阴凉、通风干燥的地方，这样的胶片才能保持长久而不影响其质量。

9. 为什么每次MRI检查所用时间不一样？

答：MRI检查时间主要受两个方面因素的影响：一是硬件方面，即机器的磁场强度；二是软件方面，即检查的内容。对于同样的检查内容，MRI机器的场强越高，检查速度越快。目前国内外的绝大部分MRI场强为1.5T和3.0T，后者速度快于前者。在检查内容方面，现在的MRI检查有许多不同的序列，这些不同的成像序列对应着不同的检查意义，医生会根据患者的具体情况选择不同的检查序列组合，即使同一个患者，在不同的时间进行检查，因病情需要也会选择不同的MRI检查序列。因此，检查所用的时间也有差别。

10. 为什么有些生长缓慢的良性肿瘤在不同的检查报告中大小测量值会不一致？

答：医学上对于一些生长缓慢的良性肿瘤往往需要定期复查，及时掌握病变的动态情况，便于采取恰当的医疗措施，尤其是对于那些暂时不需手术的良性小肿瘤，如很小的脑膜瘤。在一系列的随访检查中，对病变的测量值有影响的因素主要有以下几个方面：首先是病变自身的情况，良性肿瘤往往生长缓慢，短期复查不会有客观的大小变化。其次是扫描层面的随机分布问题，每次检查时，病变的最大层面不一定被捕捉到，在病变的最大层面上，测量的径线最能反映病变的真实大小；反之，若病变的最大层面没有被扫描到，则得到的径线值往往低于病变的实际值，这种情况对于小的肿瘤更明显，而对于较大的肿瘤则相对弱化。因为，体积大的肿瘤，其最大层面被扫描的概率较高，漏掉的概率小。最后，与不同的测量误差有关。对病变的测量是用PACS软件人工手动测量的，即使同一个人对同一个病灶进行不同的测量，也会出现测量误差，这是人工测量不可避免的。但测量往往是由专业人员操作，所以这方面的误差很小。

11. 为什么有些诊断结果不确定甚至是错误的？

答：疾病的诊断受多方面的影响。尽可能做出符合真实情况的影像学诊断是所有影像诊断人员的毕生追求，而现实中却不尽如人意。原因是多方面的，一是疾病本身是动态变化的，在不同的阶段和时期，其表现不尽相同，当放射科的检查时间与疾病的典型发展阶段相一致时，病变表现典型，诊断准确率也相应提高，反之则诊断困难，甚至误诊；二是检查手段的影响，不同的检查手段能显示疾病的不同特征，当有些检查不能显示病变的特点时也会造成诊断困难，这就需要检查硬件和软件的不断提升，也是当今新的检查设备、新的检查方法不断出现的原因之一。三是诊断者的个人因素。如果负责诊断的专业人员的专业素养较高，对病变的认识全面、深入及阅读图像时细心，得到的诊断结果会更符合实际情况。从这方面说，医学是需要不断学习的科学，不是一蹴而就的。

12. 为什么在当地医院放射科检查过了，到上级医院还要做检查？

答：原因是多方面的。有些已有的检查对疾病的诊断和治疗起到提示作用，不能满足某些特定临床需求，因此需要再完善一些检查，与已有的检查相互补充，共同指导诊断和治疗等。

13. 影像检查结果未见异常，是白花钱了吗？

答：不是。有些检查是排除性的，临床医生根据患者的症状和检查体征考虑可能是哪方面的疾病，需要进一步检查以排除或证实一下。因此，有些影像学检查结果正常，属于鉴别诊断范畴，不是让患者白花钱，而是有价值的。

14. 增强MR和增强CT检查能在同一天做吗？

答：不能。两者都使用对比剂，都需要经过肾脏排出体外。如果同一天进行这两种检查，需要排出的对比剂量太大，加重肾脏负担。

15. 为什么相同的检查，在不同的医院给的胶片数量不一样？

答：首先不同的医院采用的胶片大小是相同的。但是不同医院的影像检查图像拍照时，在相同大小的胶片上编排的图像数量是可以变化的，当同一张胶片上的图像数量较多时，所用的胶片总量就少；反之，胶片总量就多。

16. 当临床医生对影像检查报告有疑问时，是影像报告错了吗？

答：不一定。因为在大多数情况下，临床医生和影像医生的意见是一致的。但是这仅限于常见疾病的常见表现。当所面对的疾病不是常见病或者疾病的影像表现不典型时，两者的认识会有差别，正所谓"术业有专攻"就是这个道理。这种情况下，一般不能直接判定是影像检查报告有错误，需要临床医生和影像诊断医生相互沟通和交流，最后取得共识。这种情况下，患者及家属一定不要急躁，要心平气和地倾听和了解具体情况。

17. 为什么同一个影像检查，不同的医生给出的结论不一样？

答：大多数情况下，对同一个影像检查，不同的医生给出的结论是一样的。但是当影像检查针对的是复杂、疑难或罕见疾病时，不同的医生给出的结论会差别较大，甚至会截然相反。这是因为，当面对这些不容易诊断的疾病时，结论往往依靠读片者的个人经验和知识积累，而不同的个体之间，在这方面是有差别的，因此得到的结论会不一致。

18. 影像检查结果会失效吗？

答：会。所有的影像检查是对疾病在某个特定时间内的表现给出的外在反应。而疾病自身是会变化的，不是一成不变的。正如常见的感冒，在刚开始和后期的人体反应是不同的。总体而言，越是急性的、恶性的疾病变化越快，单次影像检查结果的"有效期"就短，"失效"也越快。反之，偏良性的、慢性的疾病，单次影像检查的"失效"时间相应较晚。所以，对疾病的复查，需要多次进行影像学复查，以及时了解疾病的实时状态。

19. 现代神经影像技术在胶质瘤诊治中的应用情况如何?

答: 现代神经外科对神经影像技术要求很明确,对于胶质瘤的诊断来说应当包括肿瘤的大小、形态以及肿瘤与周围结构的毗邻关系(包括重要动脉、皮层静脉、皮层功能区)等。传统神经影像技术主要指CT和MRI,这两种方法都可以相对精确地提供肿瘤在颅内的解剖位置。MRI优于CT,并且MRI可以显示病灶的侵袭范围。神经影像对于制订胶质瘤的手术计划起着最为重要的作用,尤其是矢-冠-轴位MRI扫描。例如,胶质瘤多数沿白质纤维束呈侵袭性生长。MRI影像有利于显示肿瘤是否向左右大脑半球侵袭性发展,是否沿锥体束向下侵袭,是否压迫或侵袭了中央沟、脑室等结构,是浸润性生长还是膨胀性生长等。另外,灌注成像(PWI)、波谱成像(MRS)、血氧水平依赖性功能MRI成像(BOLD-fMRI)、弥散加权成像(DWI)和弥散张量成像(DTI)等也已经应用于临床。MRI成像在显示脑组织及脑肿瘤解剖结构的同时,也试图无创地揭示肿瘤内在的生物学行为、代谢状况、细胞结构和血流动力学,同时活体、个体化地显示脑肿瘤与邻近重要脑皮质功能区和重要脑白质纤维束的解剖关系,优化手术方案。

20. 什么是术中MRI技术?

答: MRI由于具有高度的软组织对比、精确的空间和时间分辨力、任意平面三维成像能力、对流动及温度的敏感性、脑功能成像和无电离辐射等优势,成为影像导引手术的首选。术中MRI无须移动患者,就可进行术中实时成像,为神经导航提供实时影像,纠正脑组织变形和脑移位误差,提升导航定位精度,引导医生实施手术操作,有效提高手术精度(图5)。

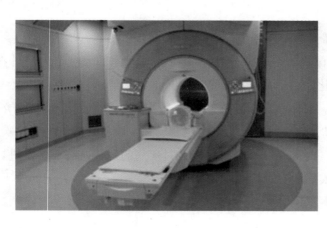

图5 术中磁共振仪

21. 星形细胞瘤的MRI影像有什么特点？

答：星形细胞瘤的MRI影像T1表现为低信号（发暗），T2表现为高信号（发亮），肿瘤周围可见轻度水肿，增强影像上无增强，多发生于皮质白质交界。

22. 少突胶质细胞瘤的MRI影像有什么特点？

答：少突胶质细胞瘤的MRI影像T1表现为低信号，T2表现为高信号，肿瘤周围可见轻度水肿，增强影像上有时可见增强，多发生于皮质白质交界。

23. 间变性胶质细胞瘤的MRI影像有什么特点？

答：间变性胶质细胞瘤的MRI影像T1表现为低信号，T2表现为较广泛的高信号，肿瘤周围可见严重水肿，增强影像上可见不均一增强，多见于深部白质。

24. 胶质母细胞瘤的MRI影像有什么特点？

答：胶质母细胞瘤的MRI影像T1表现为低信号，T2表现为较广泛的高信号，胶质瘤周围可见严重脑水肿，增强影像上可见不均一、环状或者多房性的增强，多见于深部白质。

25. MRI有增强显像是高级别胶质瘤的特点吗？

答：一般来说，高级别胶质瘤出现MRI对比增强显像是因为肿瘤破坏了血脑屏障，显影剂漏出所致。但事实上，临床上多达25%的高级别胶质瘤可以无对比增强显像，除此之外，尚有多达25% ～ 30%的低级别胶质瘤也可有对比增强。因此，有增强显像未必就一定是高级别胶质瘤，同样，没有增强显像也不一定就是低级别胶质瘤。

26. PET/CT对于诊断胶质瘤的意义如何？

答：胶质瘤手术治疗前患者，^{11}C-MET PET/CT显像肿瘤病灶与正常脑组织对比明显，病灶显示清楚，有助于显示胶质瘤病灶的浸润界限，尤其是对低级别胶质瘤以及靠近脑灰质的胶质瘤病灶的诊断更有优势，可是对胶质瘤的分级价值有限；^{18}F-FDG PET/CT显像脑胶质瘤病灶与正常脑组织对比差别小，病灶显示欠清楚，难以显示病灶的边界，尤其是低级别胶质瘤以及靠近脑灰质的胶质瘤病灶检出率低，诊断困难。恶性胶质瘤手术切除后临床上多辅以放射治疗，以治疗残存肿瘤或防止肿瘤复发，其副作用——放射性脑坏死或晚期放射性脑损伤常见于放射治疗后6个月至2年。多数学者认为常规CT或MR影像学检查不能有效鉴别胶质瘤复发与放射性脑坏死，因为两者均可表现为逐渐增大的强化灶、水肿和占位效应，以及局部坏死、囊变等，两者平均发病时间也无明显差异，并且均无特异性临床表现。而PET/CT能够无创、动态、定量地从分子水平观察到组织、器官异常的生理、生化及代谢变化，可以用于胶质瘤复发与放射性脑坏死的鉴别。但实际上，PET/CT的假阳性率和假阴性率也很高，最准确的诊断还要依靠病理诊断。图6示PET/CT扫描仪。

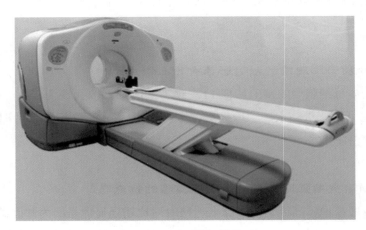

图6　PET/CT扫描仪

27.　功能MRI在胶质瘤诊断中的作用如何？

答：功能MRI（functional magnetic resonance imaging，fMRI）包括不同的MRI成像技术，它利用不同的脉冲序列对组织灌注、分子扩散及局部血容积、血氧水平依赖性对比度等功能信息采集成像，可以准确确定与肿瘤邻近的脑组织的功能区。虽然fMRI对确定脑胶质瘤的边界不具备优势，即对鉴别孤立的肿瘤细胞团无能为力，但其对脑功能区的确定则有助于手术治疗计划中脑功能区的保护。图7为经过处理的胶质瘤fMRI影像，展示了胶质瘤与邻近重要功能区及神经纤维束间的空间关系。

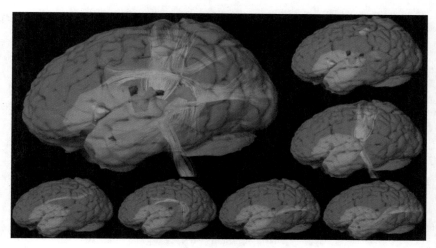

图7　胶质瘤的fMRI影像

注：红色，肿瘤；绿色，手运动区；黄色，Broca区；深绿色，Wernike区；天青色，锥体束；紫红色，上纵束；黄色，弓状束；深蓝色，额枕下束；紫色，下纵束。

28. 脑磁图在胶质瘤诊断中的作用是什么？

答：脑磁图（magnetoencephalography，MEG）是一种应用脑功能图像检测技术对人体实施完全无接触、无侵袭、无损伤的大脑研究和临床应用设备。MEG检查过程中测量系统不会发出任何射线、能量或机器噪声，而只是对脑内发出的极其微弱的生物磁场信号加以测定和描记。脑磁图可以对神经胶质瘤继发癫痫病灶和癫痫灶周围脑功能区进行定位。

29. MRI波谱分析在胶质瘤诊断中的作用是什么？

答：MRI波谱成像（magnetic resonance spectroscopy，MRS）技术是在MRI成像技术的基础上发展起来的，是获得MRI信号空间分布和频率分布信息的一类技术的总称（图8）。MRS数据可以生成一组化学位移图像，可以探测到靶目标分子内部自旋核（如 ^1H、^{31}P、^{13}C、^{19}F 等）的物理化学环境，并能依据正常脑组织和肿瘤组织代谢产物的信号测定某些代谢物的浓度。通过波谱分析提供的细胞内特定化合物的定量信息，可以提示肿瘤的代谢状态，推测肿瘤的浸润范围，区分肿瘤的残留、复发或治疗相关性改变，鉴别肿瘤与炎症、脱髓鞘病变，甚至还可以鉴别不同类型的胶质瘤，于术前进行初步的组织学判断。除此之外，还有助于放疗照射靶区的确定。

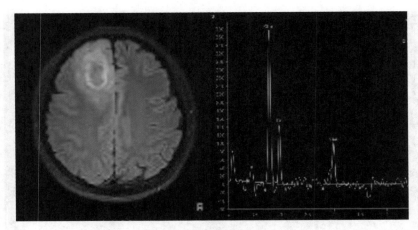

图8 胶质瘤的MRS图像

30. 胶质瘤的治疗为什么必须要明确病理性质？

答：胶质瘤的病理类型和病理级别有很多种，不同病理级别的胶质瘤在治疗、预后上存在很大差异，因此进行胶质瘤个体化治疗前必须明确肿瘤的组织病理诊断，还需要完善一系列分子病理检测项目，明确胶质瘤的生物学特性，对于胶质瘤患者的治疗和预后意义重大。

31. 胶质瘤如何分级？

答：WHO中枢神经系统肿瘤分类将胶质瘤的恶性程度分为Ⅰ～Ⅳ级，Ⅰ级、Ⅱ级胶质瘤为低级别胶质瘤，Ⅲ级、Ⅳ级为高级别胶质瘤。Ⅰ级：一般为良性，如毛细胞型星形细胞瘤、室管膜下巨细胞星形细胞瘤、室管膜下瘤等；Ⅱ级：包括一般的星形细胞瘤，少突胶质细胞瘤和少突星形细胞瘤、室管膜瘤等；Ⅲ级：主要为间变性星形细胞瘤，间变性少突胶质细胞瘤，间变性少突星形细胞瘤、间变性室管膜瘤等；Ⅳ级：即胶质母细胞瘤，H3 K27M突变型弥漫性中线胶质瘤等。一般而言，肿瘤级别越高，其恶性程度越高，临床预后越差。

32. 间变性胶质瘤是什么意思？

答：间变性胶质瘤是组织学表现为核异型性显著、细胞密度增加、核分裂常见以及增殖活性明显的一类肿瘤，也就是说胶质瘤有恶化的趋势，在WHO分级中被定为Ⅲ级。发生间变的胶质瘤一般被称为恶性胶质瘤。

33. 什么是星形细胞肿瘤？

答：星形细胞瘤是最常见的神经上皮性肿瘤之一。按照WHO 2016版指南，星形细胞肿瘤可分为弥漫性星形细胞肿瘤和其他星形细胞肿瘤两大类。弥漫性星形细胞肿瘤包括弥漫性星形细胞瘤（WHO Ⅱ级）、间变性星形细胞瘤（WHO Ⅲ级）、胶质母细胞瘤（WHO Ⅳ级）等；其他星形细胞肿瘤包括毛细胞型星形细胞瘤（WHO Ⅰ级）、室管膜下巨细胞型星形细胞瘤（WHO Ⅰ级）、多形性黄色星形细胞瘤（WHO Ⅱ级）和间变性多形性黄色星形细胞瘤（WHO Ⅲ级）等。

34. 什么是少突胶质细胞瘤？

答：大多数少突胶质细胞瘤发生于成年人，好发于大脑皮质和大脑半球，但也可发生在小脑、脑干、脊髓等其他部位。肿瘤弥漫浸润，常伴有钙化，可见囊性变和肿瘤内出血。少突胶质细胞瘤需要进行IDH突变和染色体1p/19q检测，具有上述遗传特征的少突胶质细胞瘤预后相对较好，对放化疗较敏感。

35. 什么是原发性胶质母细胞瘤？

答：首次发病即诊断为胶质母细胞瘤，先前无较低级别胶质瘤的临床证据，即所谓原发性胶质母细胞瘤。原发性胶质母细胞瘤多发生于55岁以上的中老年患者，在组织病理上常表现为血管增生与坏死，在分子病理水平上，IDH突变在原发性胶质母细胞瘤中发生率较低（5%）。因此，目前观点认为原发性胶质母细胞瘤即为IDH野生型胶质母细胞瘤。

36. 什么是继发性胶质母细胞瘤？

答：胶质母细胞瘤可以由WHO Ⅱ级和WHO Ⅲ级的较低级别胶质瘤进展而来，即继发性胶质母细胞瘤。继发性胶质母细胞瘤多发生于年龄55岁以下的患者，占胶质母细胞瘤的5%～10%，WHO Ⅱ级和WHO Ⅲ级胶质瘤发展成胶质母细胞瘤的平均时间分别为5年和2年。在分子病理水平上，继发性胶质母细胞瘤中IDH突变的发生率高达84.6%。因此，目前观点认为继发性胶质母细胞瘤即为IDH突变型胶质母细胞瘤。

37. **病理报告显示胶质瘤级别为Ⅱ～Ⅲ级，这是怎么回事？**

答：胶质瘤根据病理报告可分为4级。其中Ⅰ级、Ⅱ级偏良性，Ⅲ级、Ⅳ级偏恶性，但临床上病理标本并非单纯某一级别的胶质瘤也是很常见的，Ⅱ～Ⅲ级胶质瘤是指病理标本中含有Ⅱ级和Ⅲ级两种特征的肿瘤细胞成分，这往往说明肿瘤在逐渐恶化，一般需要参照Ⅲ级胶质瘤进行治疗。

38. **检查Ki-67病理学指标对于评价胶质瘤有什么意义？**

答：Ki-67是一种增殖细胞相关的核抗原，其功能与有丝分裂密切相关，在细胞增殖中是不可缺少的。Ki-67表达水平均能较客观地反映脑肿瘤的增殖速度和恶性程度。在许多肿瘤中，Ki-67阳性标记指数对于区别良恶性、确定分级都有参考价值。总体来说，Ki-67阳性标记指数越高，则恶性程度越高，预后越差。

39. **胶质瘤病理会诊需要准备什么？**

答：对于有争议的胶质瘤诊断常需要病理会诊，病理科一般需要患者准备H-E染色的病理切片、白片或者蜡块，有时候还需要结合患者的影像学特点和病史来确定诊断。

40. **什么是分子病理？**

答：分子病理是近些年在传统组织病理学的基础上结合了分子生物学及分子遗传学的研究成果，并采用相关的分子生物学技术逐渐发展完善起来的一种技术。肿瘤分子病理能够在基因水平、基因甲基化修饰水平、RNA水平和蛋白水平检测肿瘤细胞的抑癌基因、癌基因、表观遗传学、受体、生长因子、染色体等的变化，据此了解肿瘤的发生原因、分化、生长速度、转移侵袭性及对抗放化疗的可能性等相关信息，可以在肿瘤分级分型、预后预估、药物敏感等方面给临床医生提供有价值的信息，从而做到有针对性的指导肿瘤的综合治疗。鉴于分子病理检测结果的重要价值，它已经成为神经系统肿瘤病理分类必不可少的组成部分。

41. 胶质瘤分子病理与组织学诊断的关系是什么?

答:分子/遗传学特征可通过提供更多与诊断、预后相关的信息来有效提高诊断准确性、指导治疗选择,甚至可能影响临床管理的决策,是标准组织学诊断的有效补充。但分子病理不能取代组织学病理评估,只能作为组织学病理的一个有效补充,组织学诊断仍然是病理评估的基石。

42. 胶质瘤分子病理常用的检测技术有哪些?

答:神经分子病理诊断的常用检测技术包括免疫组织化学技术、高低通量测序技术、染色体核型检测技术、荧光原位杂交技术、聚合酶链式反应、比较基因组杂交和组织微阵列等技术手段。

43. 目前常用的胶质瘤分子病理检查项目有哪些?

答:常见的胶质瘤分子指标包括IDH1/IDH2突变、染色体1p/19q联合缺失、MGMT启动子区甲基化、ATRX突变、TP53突变、TERT启动子区突变、BRAF突变、H3 K27M突变、EFGF扩增、7号染色体扩增与10号染色体缺失、CDKN2A/B纯合缺失、CDK4扩增、FGFR1等MAPK信号通路改变等。

44. IDH检测有什么意义?

答:IDH1/IDH2是细胞代谢酶,其突变会导致细胞内促癌的代谢产物α-羟戊二酸的增加,进而引起细胞的表观遗传学改变。IDH突变阳性提示胶质瘤至少是WHO Ⅱ级,IDH突变在组织学诊断模棱两可时,可作为支持弥漫浸润性胶质瘤存在的证据。IDH突变通常伴随MGMT甲基化;IDH突变的胶质瘤患者预后相对较好,是临床试验进行分层的重要指标;在WHO Ⅱ/Ⅲ级的浸润性胶质瘤中,IDH野生会增加肿瘤进展的风险;IDH突变与接受放疗或者烷化剂治疗患者的生存获益相关。

45. 染色体1p/19q联合缺失检测有什么意义?

答:染色体1p/19q联合缺失与组织学诊断为少突胶质细胞瘤强烈相关,可将组织学特征模棱两可或混合样本确诊为少突胶质细胞瘤;1p/19q联合缺失诊断必须要伴随着IDH突变,IDH突变且伴有1p/19q联合缺失的胶质瘤应该被诊断为少突胶质细胞瘤，因此可通过是否携带1p/19q联合缺失将少突星形细胞瘤进一步诊断为星形细胞瘤或者少突胶质细胞瘤。1p/19q联合缺失患者预后好，可作为烷化剂化疗或者烷化剂结合放疗方案的敏感性预测指标。

46. 为什么有些组织学诊断为低级别胶质瘤，经过分子检测后会升级为高级别胶质瘤？

答：根据最新的国际神经病理学专家共识，组织学病理诊断为较低级别（WHO Ⅱ/Ⅲ级）的IDH突变型星形细胞瘤，如果伴有CDKN2A/B纯合缺失，其分子特征及预后与Ⅳ级胶质瘤相近，因此被认为是WHO Ⅳ级。

47. 什么样的组织学为低级别的胶质瘤在分子病理检测发现有高级别胶质瘤的特点？

答：根据最新的国际神经病理学专家共识，组织学病理为较低级别（WHO Ⅱ/Ⅲ级）的IDH野生型星形细胞瘤，如果伴有EGFR扩增、TERT启动子区突变、7号染色体扩增/10号染色体缺失三项分子指标中的一项，其分子特征及预后与胶质母细胞瘤相近，也应该诊断为WHO Ⅳ级。对于位于中线（脑干、丘脑、脊髓）的星形细胞瘤，即使组织学为较低级别，如果伴有H3 K27M突变，其预后较差，也应被诊断为WHO Ⅳ级。

48. 通过免疫组化或者测序方法检测TP53和ATRX有什么意义？

答：TP53和ATRX突变一般较高频地出现在IDH突变，同时不伴有染色体1p/19q联合缺失的星形细胞瘤中，可以作为这类肿瘤的辅助诊断。在不能开展染色体1p/19q缺失状态检测的情况下，可根据TP53和ATRX突变状态来推测IDH突变型胶质瘤中染色体1p/19q的缺失状态。

49. IDH野生型的胶质瘤是否预后都差呢？

答：不是。在IDH野生的儿童型星形细胞瘤中，在H3野生的情况下，如果伴有BRAF、FGFR等MAPK信号通路变异，同时不伴有CDKN2A/B的纯合缺失，则预后较好。

50. MGMT启动子区甲基化检测的意义是什么？

答：MGMT基因定位于10q26，编码一种修复O^6-甲基鸟嘌呤的酶，可以修复替莫唑胺化疗所致的DNA损伤。MGMT启动子区甲基化可以导致MGMT表达下调，具有该特征的胶质瘤患者对放化疗更加敏感，生存期较长。对于70岁以上的胶质母细胞瘤患者，若KPS评分低于70分，在可耐受的情况下应用替莫唑胺治疗可延缓复发并延长总生存期，改善生存质量；若同时伴有MGMT启动子区甲基化，则使用替莫唑胺的效果更佳。总体而言，MGMT启动子区甲基化的胶质瘤患者较非甲基化患者可在替莫唑胺化疗中获益更多。

51. 胶质瘤分子病理检测是否可以指导胶质瘤的靶向治疗？

答：虽然目前在胶质母细胞瘤的临床治疗中还没有疗效确切的分子靶向药物，但仍鼓励通过分子病理检测来鉴定肿瘤是否携带相关的驱动基因，这也是患者接受靶向治疗或者选择参加临床试验的基础。例如，在继发性胶质母细胞瘤中如果出现PTPRZ1-MET基因融合，则提示预后差，但对MET抑制剂可能敏感，可选择参加临床试验来获得有效治疗。另外，针对BRAF、FGFR、EGFR等基因变异，目前均有针对性靶向药物的临床试验开展，携带这些分子变异的胶质瘤可能在这些药物临床试验中获益。

52. 胶质瘤分子病理检测的原则和流程是什么？

答：胶质瘤分子病理检测的最基本原则是：胶质瘤的分子病理检测不能孤立于组织学病理检测，精准地组织学病理诊断及标本选取对于胶质瘤的分子病理检测必不可缺，而分子病理指标的意义和价值也需要联合组织学诊断来精准解读。因此，开展胶质瘤分子病理检测前，应首先选择正规的医疗机构和有经验的病理科医师进行准确的组织学病理诊断，并在病理科医师的帮助下选择恰当的组织块或者标本进行后续的分子病理检测。

53. 医院会保留患者病理切片和蜡块多久？

答：国家卫生健康委员会要求医院病理标本的保存期为15年，但很多医院保留时间可能会更长，可达30年以上。

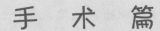

手 术 篇

胶质瘤多数属于恶性肿瘤,手术治疗是胶质瘤治疗中最重要的组成部分,手术能够直接将肿瘤切除,缓解肿瘤的压迫症状,通过减瘤为进一步的放疗和化疗创造条件。目前胶质瘤手术技术日趋完善,精准神经外科要求准确定位病变位置和脑功能区,岛叶胶质瘤及功能区胶质瘤的手术并发症目前也日益减少。因此,先进的手术技术辅以多学科合作,多模态影像学评估以及脑功能监测下的手术切除成为目前胶质瘤治疗的主要方向。

1. 胶质瘤体积较大能否手术?

答:肿瘤体积大小不是选择是否手术的唯一标准,对于肿瘤体积较大,范围较广的胶质瘤,应根据情况决定是否适合手术,而不能单纯依靠肿瘤的体积决定是否手术。如果肿瘤位于重要功能区,应根据手术能否造成重大神经功能损伤来决定是否手术治疗,而非功能区胶质瘤则应尽量做到全切。有时肿瘤比较广泛,手术很难做到大部切除,有时需要采用立体定向活检来明确肿瘤性质,然后再行下一步治疗。当然有时候也实行肿瘤部分切除,以防止患者放化疗期间脑水肿造成的颅内压升高,影响治疗的顺利进行。

2. 儿童患胶质瘤能否手术治疗?

答:儿童胶质瘤患者较为少见,年龄小不是胶质瘤手术的禁忌证。儿童胶质瘤可以考虑手术治疗,但儿童手术要求更为精细,术中要求出血量少,麻醉要求相对高,术后护理也相对要求更高。

3. 胶质瘤能否全切?

答:对于胶质瘤能否全切的问题,首先要明确胶质瘤的生长特点,对于 I

级的良性胶质瘤，因为肿瘤边界清楚，如果肿瘤位于非功能区，是可以做到全切的。但对于Ⅱ级或者Ⅱ级以上的恶性胶质瘤，鉴于肿瘤的生长特点，呈侵袭性生长，可能做到的仅是手术显微镜下的全切，而真正做到病理显微镜下的全切是非常困难的。因此，恶性胶质瘤的复发很难避免，强行扩大切除有可能会造成永久性神经功能障碍，不推荐固执地追求肿瘤全切。

4. 显微镜全切和肉眼全切是什么意思，有区别吗？

答：目前颅内肿瘤的手术基本都采取手术显微镜下切除。显微镜下全切是指手术显微镜下所见肿瘤全部切除，其实"镜下全切"就是我们在病历中常描述的"肉眼全切"（手术显微镜下也是术者双眼所看到的）。

5. 什么是荧光显微手术？

答：应用肿瘤荧光显像技术切除脑胶质瘤在近年来开始受到国内外神经外科医师的关注。荧光显微手术，指在手术时通过造影剂使患者肿瘤组织产生荧光显微镜下可见的荧光，以便术者实时分辨肿瘤组织和正常脑组织的边界，从而判断胶质瘤的切除程度（图9）。该技术费用低，操作简单，相比传统显微手术可以有效提高胶质瘤的完整切除率。

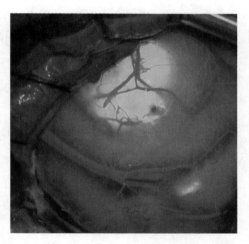

图9 荧光显微手术，肿瘤组织边界显示清晰

6. 丘脑胶质瘤应如何治疗？

答：一般来说，丘脑胶质瘤手术风险较大，术后出现意识状态差、发热，特别是脑积水的情况较为常见。当然，并不是所有的丘脑胶质瘤均不适合手术，对于向侧脑室内突出明显，肿瘤位置不是太靠近脑干的胶质瘤，可以采取部分肿瘤切除。当然更常见的丘脑胶质瘤的治疗方法是在立体定向下行活检，明确诊断后，再进行放疗和化疗。对于术前颅内压较高、脑积水、头痛症状较明显的患者，可先行脑室腹腔分流术，以缓解颅内压。

7. 神经外科手术的3M原则是什么？

答：病变切除最大化、功能损伤最小化、手术效果最佳化。

8. **胶质瘤术后复发怎么办?**

答:明确胶质瘤复发后,如果复发肿瘤的体积较小,可以首先采取化疗,看是否能够控制肿瘤的生长,并注意随时复查头颅MRI,了解化疗效果。如果肿瘤体积已经较大,需考虑是否有手术机会,如果有手术机会,仍应采取手术为宜,术后加行化疗,如果有放疗机会还需加行放疗。如果肿瘤体积较大,侵犯到重要功能区,已经错过了手术机会,但患者一般情况尚好,仍应考虑采用化疗进行挽救,对于部分患者还可以采用靶向药物治疗,可能有一定的疗效。

9. **多发胶质瘤是否适合手术?**

答:对于颅内多发胶质瘤,一般不主张手术切除,但仍建议行活检,明确肿瘤病理性质,然后进行放疗和化疗,但如果多发胶质瘤占位效应明显,患者颅内压高症状明显,仍可以考虑手术部分切除,以减压并明确病理性质。

10. **胶质瘤术后大面积复发是否还能手术?**

答:如果复发部位位于非功能区,做到大部切除乃至近全切除都是可能的,即使靠近或者位于功能区的复发胶质瘤,如果术后症状未进一步加重,应该积极进行有效的减压减瘤手术,为下一步化疗提供良好的治疗基础。

11. **女性胶质瘤患者经期可以手术吗?**

答:因月经期患者凝血功能低下,血管脆性大,易出血;并且月经期患者的免疫功能低下容易合并感染;此外月经期女性心理不稳定,再加上手术的刺激更易出现并发症。除非情况紧急,危及生命,否则经期一般不会安排手术。

12. **对伴有其他系统疾病的胶质瘤患者是否建议手术?**

答:对于伴有严重心肺功能异常、冠状动脉狭窄、重度糖尿病控制不佳、凝血功能差等情况的胶质瘤患者,应积极处理合并症,贸然手术风险较大,需要手术医生和患者充分考虑手术风险。

13. **胶质瘤术前症状能否通过手术治愈?**

答:对于肿瘤压迫引起的某些症状,可以通过切除肿瘤减压,缓解高颅压的症状，如头痛、恶心、呕吐等症状均可在术后得到改善，对于肿瘤压迫功能区引起的肢体无力及偏瘫症状通过手术解除压迫也可以得到缓解。另外，癫痫症状也可得到不同程度的改善。但对于因胶质瘤侵犯正常脑组织并破坏其功能，往往通过手术不能够达到完全缓解。

14. 颈髓胶质瘤如何治疗？

答：颈髓胶质瘤的治疗比较困难，尤其是高颈段的肿瘤，如果肿瘤为室管膜瘤尚可以切除，而星形细胞瘤与正常脊髓边界不清，往往难以全切，并且切除后往往可能留下严重并发症，常发生高位截瘫，甚至呼吸肌瘫痪，因此对于颈髓胶质瘤多数采用后路减压＋活检，辅以放疗和化疗。

15. 脊髓胶质瘤的手术治疗效果如何？

答：脊髓胶质瘤手术主要分为两类，一类是手术切除，另一类是后路减压及活检。对于室管膜瘤等边界清楚的肿瘤基本采取手术切除；对于生长局限且范围不广泛的星形细胞瘤也可以采取部分切除。对于弥漫性生长且边界不清的星形细胞瘤多数采用后路减压＋活检，术后再行放化疗。

16. 被诊断为胶质瘤后，选择治疗方式的原则是什么？

答：位于功能区且局限性生长的低级别胶质瘤可以采取观察，但也有学者认为应该积极手术，采用唤醒下功能区胶质瘤切除术。但是对于考虑为高级别胶质瘤的病例，如在非功能区，仍应尽早手术，术后也应尽早采取放疗和化疗。

17. 手术会提高胶质瘤的病理级别吗？

答：手术的目的是解除肿瘤压迫，明确诊断，改善患者的生活质量，并为后续的放化疗创造条件，延长患者的存活期。有些患者第二次手术的病理级别要比第一次的病理级别高，但这并不是因为手术导致了病理级别的提高，而是部分胶质瘤有从低级别向高级别转化的趋势，这与手术无关。我们常说的继发性胶质母细胞瘤本身就是从低级别胶质瘤转化来的，也是胶质瘤有恶变趋势的证据。

18. 手术能够加快胶质瘤生长速度的说法有道理吗？

答：目前没有任何证据表明手术能够加快胶质瘤的生长速度，但手术切除技术不纯熟，有可能造成术腔周围水肿、挫伤，引起静脉回流障碍，术后脑水肿、脑挫伤及肿瘤切除不完全，在影像上有时被误认为肿瘤生长。

19. 放疗后手术会影响手术效果吗？

答：胶质瘤治疗的顺序一般是先手术，再行放疗，最后化疗。因为这样的治疗相对科学，患者的生存获益最大。如果先放疗，短期内患者将无法手术，因为放疗后，患者头皮愈合能力差，再手术容易出现头皮愈合不佳，并且肿瘤和脑组织经放疗后，渗出明显，还可能会出现坏死，肿瘤与脑组织之间边界不清，手术切除难度加大。所以对于能切除的胶质瘤还是建议先手术再放疗的治疗顺序。但对于某些弥漫性胶质瘤患者，由于病变范围广泛，直接手术切除困难，也可采用活检明确病理后先行放疗和化疗，待肿瘤得到控制，使病变局限到能够手术的范围时，再考虑行手术切除。

20. 脑干胶质瘤能手术吗？

答：脑干是神经纤维传导的重要通路，其内分布有重要的神经核团，脑干因为体积小、功能多，所以这个部位的胶质瘤切除时损伤神经纤维和神经核团的可能性较大，并可能导致患者出现严重的面瘫、偏瘫、昏迷，甚至呼吸和心跳骤停而死亡。因此，脑干胶质瘤的手术比例并不高，尤其是内生型弥漫性生长的胶质瘤。对于外生型胶质瘤，如果手术操作谨慎精细，有可能进行部分切除。脑干胶质瘤经医生详细评估，如果患者不能获益，一般不应该采取手术治疗。

21. 如何在功能监测下切除胶质瘤？

答：胶质瘤手术前通过电生理监测设备，采用唤醒麻醉技术与神经电刺激技术，在术中监测手术区的脑功能分布情况，探明大脑皮层功能区，手术切除时可避免损伤这些区域，能够尽量多地切除肿瘤，并且尽量保护神经功能不受损伤。

22. 什么是唤醒麻醉技术？

答：常规胶质瘤手术是在全身麻醉插管下完成的，患者在术中处于意识完全丧失状态，随着术后停用麻醉药物，患者意识会逐渐恢复。而唤醒麻醉需要在术中逐渐将患者的意识恢复，并让患者配合活动和说话，以明确脑皮层功能区的位置，尽量避开功能区进行手术切除肿瘤。因此，唤醒麻醉技术是功能监测下功能区胶质瘤手术的特殊麻醉方法。图10示唤醒麻醉技术下的脑功能区定位，标签提示该处皮层具有运动或语言方面的功能。

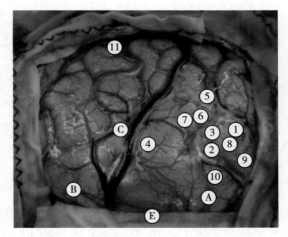

图10　唤醒麻醉技术下的脑功能区定位

23. 岛叶胶质瘤能否手术？

答：由于岛叶胶质瘤位于脑皮层深部，且侧裂血管较多，有供应重要脑功能区的血管通过，所以岛叶胶质瘤的手术切除一向是神经外科的难点。但如果手术技术娴熟，局部解剖清晰，部分岛叶胶质瘤仍能够达到全切，并且在岛叶的胶质瘤中，低级别胶质瘤比例较高，如果能够全切，预后还是不错的。

24. 复发胶质瘤的手术意义大吗？

答：绝大多数胶质瘤在术后不同时间点都会出现复发，手术对于复发胶质瘤与初发胶质瘤的意义是一样的。但如果胶质瘤复发较早，体积较小，可以考虑采用化疗，控制肿瘤的生长；如果控制效果不佳，肿瘤继续生长，建议手术治疗。如果肿瘤复发的位置在不能手术切除的部位，如发生在丘脑、脑干或者其他重要功能区，就应考虑以化疗为主，手术治疗的意义就不大了。

25. 胶质瘤诊断明确后，能否延期手术治疗？

答：胶质瘤明确诊断后，多数需尽早手术治疗，除非以下情况：①患者伴有严重心肺疾病、肝肾功能异常或糖尿病等，如不能耐受手术，应当在合并症控制满意后再行手术。②患者长期服用阿司匹林、华法林等抗凝药物，需要停药至少半个月，待凝血功能恢复正常后才能考虑手术。③功能区低级别胶质瘤应当积极行活检手术，明确诊断后及时治疗。如拒绝手术，也可以定期观察，如病情出现进展，再行手术。

26. 是否所有胶质瘤患者都需要术中导航？

答：术中导航技术能够提高手术定位的准确性，尤其对于深部肿瘤尤其重要。脑皮层表面的肿瘤，虽然不用导航也能定位，但为了尽量减小头皮和颅骨手术创伤，有条件的医疗机构仍推荐使用导航。

27. 什么是立体定向活检手术？

答：立体定向活检手术是通过影像技术与神经导航技术结合，从颅骨上钻一孔，通过小孔从脑内病变处取出少量病变组织，经病理科检验明确疾病性质，是一种为明确病理诊断所采取的可靠性比较高的检查技术，虽然有一定的风险，但风险相对较小。

28. 立体定向活检手术的意义是什么？

答：立体定向活检手术是在局部麻醉下进行的一种有创检查手术，通过在病灶取出活体组织，从而得出病理诊断。虽然活检结果的准确性较最终手术病理结果的准确性稍差，但仍是非常重要的诊断方法，对于某些不适合手术切除的肿瘤，可以明确诊断，避免无谓的手术，并可及时提供诊断和治疗依据，及早采取最合适的治疗方法。

29. 胶质瘤的手术原则是什么？

答：胶质瘤手术的关键是在保留功能的前提下最大限度地切除肿瘤，对于局限于脑叶的胶质瘤强烈推荐最大范围安全切除肿瘤。借助精确可靠的脑功能区定位技术，在神经电生理监测和保护患者重要脑功能的情况下最大限度地切除病灶，有效避免术后永久性神经功能损伤的发生，显著提高患者术后生存质量。术中唤醒麻醉下行皮质及皮质下直接电刺激技术被认为是目前大脑功能区定位的"金标准"。

30. 目前胶质瘤手术常用的先进设备有哪些？

答：术中MRI、神经导航、术中超声、荧光显微镜、术中电生理监测仪等。

图11展示了神经外科手术室及部分胶质瘤手术常用的设备。

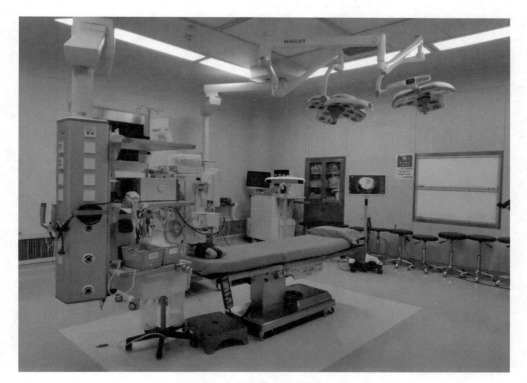

图11　神经外科手术室及部分胶质瘤手术常用的设备

31. 使用术中MRI技术对于切除胶质瘤有什么意义？

答：由于MRI技术具有高度的软组织对比、精确的空间和时间分辨力、任意平面三维成像能力、对流动及温度的敏感性、脑功能成像和无电离辐射等优势，成为影像导引手术的首选。术中MRI检查无须移动患者，就可进行术中实时成像，为神经导航提供实时影像，纠正脑组织变形和脑移位误差，提升导航定位准确性，引导医生实施手术操作，有效提高手术精度，降低术后并发症的发生率，术中MRI技术推荐用于脑胶质瘤的手术切除。

32. 什么是神经导航系统引导下的胶质瘤切除？

答：神经导航系统是将神经影像技术、立体定向技术和显微神经外科技术通过计算机系统结合在一起，通过建立虚拟图像与实体相应点的一一对应关系，提供一个交互式的手术计划系统与导航系统。神经导航技术可准确地进行肿瘤定位，显示病变与周围结构的空间关系，实时反馈手术进程，脑胶质瘤手术推荐常规使用神经导航设备（图12）。

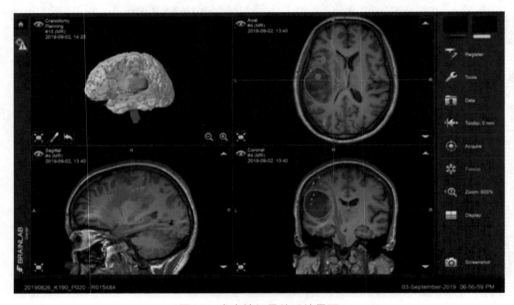

图12　术中神经导航系统界面

33. 现在治疗胶质瘤都采用显微手术，这是怎样一种手术方式？

答：显微外科是利用光学放大设备和显微外科器材，进行精细手术的学科，其中最重要的条件是利用光学放大设备手术。利用相应器材，医生可以在显微镜下进行更加精细的手术操作，不断提高手术效果，在更加彻底切除肿瘤的同时更好地保护患者的脑功能。

34. 什么样的胶质瘤患者可以暂不行手术切除？

答：肿瘤位置较深且肿瘤体积小，处于重要脑功能区，手术可能带来严重并发症，此时如患者尚无明显症状，可以考虑行立体定向活检术，明确诊断后辅以放化疗。如无法活检，也可密切观察，暂不治疗。

35. 术中电生理监测是怎样一种技术，对胶质瘤患者的手术治疗有帮助吗？

答：术中电生理监测是利用神经电生理学确定重要脑功能区，如中央前、后回运动功能区及语言功能区，从而实现最大限度切除病变并保护神经功能的一种技术。该技术的应用对有效降低胶质瘤切除术的术中损伤及术后并发症的发生，均具有积极意义。

36. 弥漫性生长的胶质瘤可以手术治疗吗？

答：弥漫性胶质瘤由于其广泛累及脑叶，外科手术全切比较困难。如条件允许，应在尽可能保留神经功能的原则下最大限度切除病灶，明确病理诊断，并结合放化疗等综合治疗。

37. 无症状的胶质瘤可以不手术治疗吗？

答：非功能区胶质瘤早期可能没有症状，甚至在肿瘤生长到较大体积时都没有症状，因此临床症状并不是决定是否需要手术的关键条件。对于胶质瘤，早诊断、早治疗，可以明显提高治疗效果。特别是恶性程度高的肿瘤，常于短期内迅速进展。等到出现症状时，往往提示肿瘤已经较大，出现了颅内压增高，或者对功能区已经造成了压迫或者侵犯，手术风险也有所增加，甚至肿瘤的病理级别也发生了改变。胶质瘤晚期不但手术困难，危险性大，术后常遗留神经功能障碍，严重影响患者的生活质量。

38. 胶质瘤手术前为什么要停用阿司匹林药物，一般需要提前多久停服？

答：阿司匹林可抑制血小板的凝血作用，已被医学研究及临床试验所反复证实，常被用于防治心肌梗死和脑卒中等心脑血管疾病。但在手术情况下，若术前不停用阿司匹林则会导致术中大量失血，加大手术风险。研究发现，在停用阿司匹林144小时后，所有受试者的凝血指标都恢复了正常。因此，为确保手术日的充分止血，至少在择期手术的前5天停服阿司匹林。

39. 胶质瘤手术为什么备头皮？

答：胶质瘤手术前要把手术切口区域的头发剃掉，充分暴露手术切口，以利于手术和消毒，减少手术感染的机会。目前神经外科手术区域备皮的面积也是有争议的，但对于脑胶质瘤手术患者目前多数还是采取剃除全部的头发。

40. 胶质瘤手术一般需要多长时间？

答：首先必须明确，手术时间并不是判定胶质瘤手术效果的标准。一般不需要术中功能监测的胶质瘤手术，3～4小时即可结束；如果需要进行术中功能监测的手术，一般手术时间需要增加至少1～2小时。当然手术的时间还可能与肿瘤的大小、位置的深浅及术者临床经验有关，功能区胶质瘤的手术往往慢一些，血运丰富的胶质瘤手术也可能要慢一些。

41. 人工硬脑膜是什么？

答：部分胶质瘤患者由于在手术区域硬脑膜缺损过多，硬脑膜缝合困难，为了避免出现术后颅内压过高，需要人工材料对缺损区进行修补。人工硬脑膜就是一种采用生物制品来修补硬脑膜的替代材料。

42. 胶质瘤能做几次手术？

答：胶质瘤患者术后容易复发，因此胶质瘤复发后如果有手术机会是可以再次手术的。手术次数因人而异，有的患者没有手术机会，但有的患者手术机会可能会有几次，这与胶质瘤复发的部位、大小、有无播散转移有关，另外与手术切口的愈合情况以及患者的体质等多项因素也有关。但目前随着放疗、化疗及靶向药物的不断进步，胶质瘤的治疗方法也日趋多样性，平均手术次数较前明显减少。

43. 功能区胶质瘤的手术风险有多大？

答：功能区胶质瘤的手术风险主要是神经功能损伤，但是对于功能区胶质瘤，如果不及时采取治疗，神经功能障碍是迟早都会出现的问题，尤其是对于功能区的高级别胶质瘤，往往病情的发展非常迅速。功能区胶质瘤如果在术中唤醒和功能监测下实施手术切除，会明显降低损伤脑功能区的概率。当然除了术中监测设备，术者的手术技术与经验也尤为重要。

44. 胶质瘤术前一般需要做什么检查？

答：胶质瘤患者的常规术前检查包括血常规、血型、肝功能、肾功能、乙肝、丙肝、艾滋病、梅毒、凝血功能、心电图、胸片、头颅增强MRI等。老年患者可能还需要行超声心动图和肺功能检查，对于有心肌缺血、心律失常、血糖高的患者还需要请相关专业会诊，评估耐受麻醉及手术的情况。

45. 胶质瘤患者为什么不能长期大量使用甘露醇？

答：脑胶质瘤常伴有脑水肿，甘露醇能够有效降低脑水肿导致的颅内压增高，但是长期大量使用甘露醇，患者容易出现水电解质紊乱。如果快速大量静注甘露醇可能导致心力衰竭（尤其伴有心功能受损时），低钠血症，偶发高钾血症；大量细胞内液转移至细胞外可发生组织脱水，并可引起中枢神经系统症状。

46. 晚期胶质瘤患者如何避免长期大量使用甘露醇？

答：晚期胶质瘤患者经常会出现颅内压升高，头痛、恶心、呕吐等症状可能会较为严重，为了缓解颅内高压症状，临床经常会用到甘露醇。但是，长期大量使用甘露醇会带来很多副作用，因此必须要科学使用甘露醇。为了提高甘露醇的疗效，一定要做到用药足量，一般使用的剂量为0.5～1.0g/kg，浓度为20%，甘露醇要在半小时左右快速输注才能有效降低颅内压，配合激素使用也能明显提高治疗效果。如果患者头痛症状不十分严重，也可以使用甘油果糖来替代。如果脑水肿情况严重，为避免过多使用甘露醇，可以在使用甘露醇治疗间期加用甘油果糖。另外，还可以加用利尿剂呋塞米来减轻脑水肿情况，但呋塞米容易导致电解质异常，应当引起注意。

47. 什么叫术中快速冷冻切片？

答：胶质瘤手术中为了明确切除病变的性质，有时会采取快速冷冻切片的方法进行病理诊断，以确定手术切除范围。快速冷冻切片是一种在低温条件下使组织快速冷却到一定硬度，然后进行切片的方法。其制作过程较石蜡切片更加方便快捷，是手术中常用的一种快速病理诊断方法。

48. 胶质瘤手术前和手术后为什么要禁食、禁水？

答：胶质瘤患者手术需要开颅，通常采用全麻，全麻诱导时因患者的意识消失，咽喉部反射消失，如有消化道反流物进入呼吸道，即可发生误吸。误吸后果严重，如误吸大量胃内容物的死亡率可高达70%。各种原因引起的胃排空时间延长，使胃内存积大量胃液或空气，都容易引起反流导致误吸；全麻后患者没有完全清醒时，吞咽咳嗽反射未恢复，也易发生胃内容物的反流及误吸。因此，胶质瘤术前必须禁食、禁水6～8个小时以上，术后也至少需要6个小时之后才能饮水或者进食。

49. 什么是微创手术？

答：很多胶质瘤患者及家属术前要求选择微创手术，可是对于微创手术的含义却并不明白。微创手术不是指手术切口非常小，微创的前提首先是能够在保全神经功能的基础上彻底切除肿瘤，如果手术切口暴露不充分、切口很小，术中切除肿瘤就变得困难，并且在肿瘤复发后给再次手术带来很大的麻烦。另外，对于需要功能监测的手术，有时需要适当扩大暴露范围，以确定重要功能区，以降低对功能区的损伤概率，如果以牺牲神经功能来换取小的手术切口，就真的是得不偿失了，也不是真正的微创手术。

50. 什么是减压手术？

答：胶质瘤体积较大时，会导致颅内压增高，患者可能出现剧烈的头痛、呕吐，意识障碍，使用脱水药降颅压效果不佳。而且如果肿瘤侵犯重要功能区，也不能完全切除。此时往往需要及时手术切除部分肿瘤及肿瘤侵犯的部分脑组织，以降低颅内压，缓解患者症状，有时甚至需要去除部分颅骨骨瓣减压，这就是所谓的减压手术。

51. 胶质瘤患者的术前药物管理有何要求？

答：胶质瘤患者的术前药物使用情况应详细告知主管医生并遵医嘱进行合理调整。长期使用口服降糖药、中长效胰岛素的糖尿病患者，术前1～3天应改用短效胰岛素治疗。由于术前禁食、禁水，手术当日应停用所有降糖药物，以免引起低血糖。服用洋地黄类药物的心衰、房颤患者，手术当天应停药。利尿药、抗心律失常药、抗心绞痛药均应在手术当日早晨以一小口水服下。长期服用降压药的高血压患者应服药至手术当日早晨。

常用抗凝药物阿司匹林和氯吡格雷来治疗冠心病、心肌梗死、脑卒中、介入手术的患者，可降低发生心脑血管意外的风险，预防术后血栓的形成。对于冠状动脉支架植入术后的患者，如果在裸支架植入6周、药物洗脱支架植入12个月内行手术治疗，则围术期应继续使用。对于没有冠状动脉支架的患者，术前应停服阿司匹林1～2周，停用氯吡格雷1周。对于一些少量出血会造成严重后果的手术，可以在术前停服氯吡格雷1周，而阿司匹林不需要停用。华法林主要用于预防深静脉血栓形成、心脏瓣膜置换术后需长期维持抗凝的患者，手术前需要停药4～5天。肝素常用于预防围术期静脉血栓，并无抗血小板特性，也不能预防支架内血栓形成，通常可持续应用至手术当日。低分子肝素至少在术前12小时停用，期间注意复查凝血功能。

52. 什么是自体输血？

答：自体输血指当患者需要手术输血时，预先为患者储存自己的血液或者将术中出血进行回收净化，然后再输入患者体内，避免出现失血过多造成的不良影响，往往能获得满意的效果。

53. 自体输血有哪些优点？

答：自体输血的优点很多。首先，由于是自身血液的回输，不需要做血型检测和交叉配血试验；其次，自体输血能够杜绝经输血传播的疾病，如肝炎、梅毒、艾滋病等；自体输血还能够避免包括溶血反应等在内的其他异体输血的风险，安全性大大提高；此外，自体输血使用方便，及时快捷，更能为患者家庭节约费用；最后，自体输血可以有效减少血液浪费，缓解血源紧张，可以把有限的血源提供给急需的患者。

54. 自体输血能替代异体输血吗？

答：自体输血固然有很多优点，但相对也存在着一定的局限性。自体输血在我国已经提倡10余年，但大众的知晓率并不高，在全国医院大范围推广还存在着很多问题。如果要预先储存血液，需要在手术前数周开展采血工作，除增加了血库的管理难度之外，以现在各大医院床位的紧张程度，很难开展预先储血的工作。而术中回收净化的血液，往往比较有限，更无法预防突发情况，因此常规手术都要做异体输血的准备。胶质瘤手术目前多采取异体输血和自体输血相结合的输血方式。

55. 异体输血有哪些风险？

答：输血治疗客观上存在一定的风险性，在输血中及输血后可能发生的情况包括：发热反应、变态反应；感染病毒性肝炎、疟疾、艾滋病、梅毒、巨细胞病毒及EB病毒等。这些风险在手术前医生都会提到，但目前临床上使用的血液基本都经过采供血机构的严格检测，尽量减少发生输血不良反应和经输血感染疾病的概率，因此不必对这些输血风险过度担忧，因噎废食。

56. 手术前医生说可能需要互助献血，互助献血是怎么回事？

答：根据《中华人民共和国献血法》第十五条规定：为保障公民临床急救用血需要，国家提倡并指导择期手术的患者自身储血，动员家庭、亲友、所在单位以及社会互助献血。而有些时期由于部分地区血液库存量下降，医院临床用血紧张，会出现没有进行互助献血，血库不给医院发血的情况，更类似一种应急措施，在此还是鼓励大家义务献血。

57. 胶质瘤手术是怎样进行麻醉的？

答：胶质瘤切除术一般采用全身麻醉，多为气管插管全身麻醉，即采用静脉麻醉药或吸入麻醉药产生全身麻醉作用。麻醉全过程中患者意识消失，全身肌肉松弛，无疼痛感。术中常规需要行气管插管，机械辅助呼吸。但对于需要术中进行神经功能监测的患者，推荐采用唤醒麻醉手术，就不能做气管插管了。

58. 胶质瘤的手术风险大吗？

答：胶质瘤的手术风险差异很大，主要与患者本身的身体条件以及肿瘤的位置和体积有关。但是如果术前能够做到科学评估，并充分做好手术准备，手术的风险多数是可控的。

59. 胶质瘤的手术风险有哪些？

答：①麻醉意外、术中大出血、心脑血管意外，严重时可危及生命。②肿瘤位于功能区可能造成肢体偏瘫、偏盲、偏身感觉障碍、失语等并发症。③术后可能出现长期昏迷、植物生存、严重电解质紊乱、高热等。④术后可能出现颅内或者手术切口感染、拆线后手术切口裂开、脑脊液漏等情况。⑤术后可能出现迟发性颅内出血或者术后脑梗死，有可能需要再次手术，甚至需要去除骨瓣。⑥手术还可能诱发新的潜在疾病，如应激性溃疡、心肌梗死、下肢静脉血栓、呼吸道感染等。

60. 如何正确对待胶质瘤的手术风险？

答：虽然胶质瘤手术有很多风险，但是实际上发生的比例并不高，多数手术风险都是在术前能够预料到的，功能区胶质瘤手术存在神经功能损伤的风险，但是如果能够准确监测脑功能区，精细手术，功能区胶质瘤的手术风险多数也是可控的。但如果肿瘤恰好位于功能区，而且疑似高级别胶质瘤，患者及家属术前应该做好手术会引起神经功能障碍的思想准备。

61. 髓母细胞瘤应当如何治疗？

答：髓母细胞瘤作为少年儿童的好发脑肿瘤，治疗仍以手术为首选，但因为发现肿瘤时多数患者已经存在明显脑积水的症状，往往在肿瘤切除以前需要先行脑室腹腔分流术，待患者颅内情况稳定后再行手术切除肿瘤。髓母细胞瘤术后需要辅以放疗和化疗，能明显延长患者的生存时间，因为髓母细胞瘤经常会发生颅内或者椎管内播散，所以放疗多采用全脑全脊髓照射。

62. 髓母细胞瘤发生复发和播散后能手术吗？

答：如果髓母细胞瘤发生原位复发，多数可以再次手术。但髓母细胞瘤常在鞍区、额底及椎管内发生播散转移，病灶往往为多发，难以再次手术，因此髓母细胞瘤发生播散转移后，多数采用补充放疗和化疗。

63. 什么是脑室穿刺术？

答：有些胶质瘤可能形成严重脑积水，或者造成急性脑疝，为了迅速缓解颅内高压并抢救患者生命，如果来不及行脑室腹腔分流术，常急诊行脑室穿刺引流术。脑室穿刺引流术一般经额角穿刺，释放出部分脑脊液以缓解颅内高压的症状，为进一步采取措施抢救患者提供时间。但脑室穿刺由于直接与外界相通，引流管留置时间不宜过长，以免发生颅内感染。

64. 什么是脑室腹腔分流术？

答：对于胶质瘤难以手术切除，但已经发生严重脑积水的患者，可以行脑室腹腔分流术。将分流管脑室端做脑室穿刺，将腹腔端穿到腹腔里面，然后从皮下打隧道，把脑室端和腹腔端经分流管阀连接，把脑室里的脑脊液经脑室腹腔分流管引流到腹腔里，从而缓解脑积水引起的颅内高压症状，为后续的综合治疗提供时间。

65. 什么是精准神经外科？

答：精准神经外科是现代神经外科的发展方向。随着影像科学和计算机技术的进步，术中成像、功能神经导航及神经电生理技术在临床上的应用，目前不仅能在术中精确、高效的定位脑功能区，及时更新病灶的术中影像，并提供实时的导航指示，显著提升神经外科手术治疗的安全性和可靠性。

66. 胶质母细胞瘤恶性程度很高，那么手术还有哪些意义？

答：手术治疗仍然是目前胶质母细胞瘤的主要治疗方法，其意义在于：①最大限度切除病变，降低颅内压，缓解患者临床症状。②获得明确病理诊断，为后续放化疗及综合治疗提供依据。③充分内减压，为后续放化疗提供必要的条件。④最大限度切除病变，残余病变越少，后续放化疗效果越理想。

67. 复发胶质母细胞瘤如何治疗？

答：目前，复发胶质母细胞瘤尚无标准治疗方案，具体治疗策略应根据复发部位、肿瘤大小、颅内压情况、患者全身状态以及既往治疗情况等综合考虑。如患者一般状态良好，占位效应明显的局部复发肿瘤，推荐再次手术治疗。对于不适合再手术的患者，可推荐再放疗和/或化疗；如果以前接受过放疗不适合再放疗者，则推荐化疗。对于首次治疗中未曾接受替莫唑胺化疗的患者，复发后仍推荐采用标准的替莫唑胺化疗方案。另外，抗血管生成靶向药物贝伐珠单抗也推荐用于复发胶质母细胞瘤的治疗，多靶点抑制剂瑞戈非尼也被当作复发恶性胶质瘤的选择，近年来肿瘤电场治疗也被用来治疗复发胶质母细胞瘤。当然，在可能的情况下，参加临床试验是首选的治疗方式。

68. 小儿胶质母细胞瘤有何特征及治疗方案？

答：小儿胶质母细胞瘤发病率低，另外由于患儿对于疾病的表述不如成年人，所以疾病发现一般偏晚，但其自然病程与治疗预后优于成人患者。对于小儿胶质母细胞瘤，若无禁忌，同样建议行最大限度安全切除病变。患儿年龄大于3岁，若能配合，建议术后行脑局部放疗及系统性化疗。如果患儿年龄小于3岁，建议暂不进行放疗，可待患儿年龄至3岁以上，再考虑进行放疗。

69. 如果需要接受唤醒手术，患者在手术台上要怎样配合医生？

答：唤醒手术对于麻醉的要求很高，所以要求患者与麻醉医生要尽量进行沟通和配合，在麻醉复苏过程中听从麻醉医生的指示。在初步清醒后患者要做好心理调适，不要因感受到手术正在进行而精神紧张，情绪的变化可能会导致包括心率、血压等在内的生命体征变化，增加手术难度和手术风险。随后在需要的时候，手术医生会与患者进行沟通，此时应积极配合手术医生的指示，将手术顺利完成。

70. 唤醒手术的安全性如何？

答：近年来，由于对药代动力学和药效学原理的重新认识，越来越多的新型麻醉药（如速效和超短效的静脉麻醉药、长效安全的局麻药等）不断产生，以及新的静脉麻醉给药方法和技术的引入，使麻醉方法发生了划时代的进展，唤醒麻醉方法也日趋成熟。从临床经历来看，接受唤醒手术的患者中，很少出现镇痛效果不佳，患者术后也很少出现心理障碍等并发症。

71. 术中电生理监测是怎样一种技术？对胶质瘤患者的手术有帮助吗？

答：术中确定脑功能区皮质及皮质下神经纤维是实现神经外科术中脑功能保

护、避免术后功能障碍的最重要环节。临床研究发现，由于个体差异和病变占位效应可以使重要脑功能区的解剖结构发生变形和移位，因此根据传统的解剖定位进行手术切除难以有效保护脑功能。

术中电生理皮质功能区定位是目前唯一可靠的判定脑功能区的方法。对于位于或临近语言、运动等重要脑功能区的病灶，推荐术中采用皮质诱发电位或皮质刺激定位实时监测皮质和皮质下功能区。在唤醒状态下应用神经电刺激技术进行术中脑功能监测，是目前实现最大范围安全切除功能区胶质瘤的最佳方法。

72. 糖尿病患者需要将血糖控制在多少才适合进行手术？

答：一般来说，只要没有其他并发症，空腹血糖控制在10mmol/L以下是不影响手术的。

73. 哪些情况下胶质瘤不易完全切除呢？

答：①胶质瘤位于运动语言等重要脑功能区；②胶质瘤侵及胼胝体及双侧大脑半球；③胶质瘤体积巨大，涉及多个脑叶；④脑内深部或脑干部位的恶性脑胶质瘤；⑤病变范围广泛的弥漫性脑胶质瘤，推荐酌情采用肿瘤部分切除术、开颅活检术或立体定向（或导航下）穿刺活检。

74. 胶质瘤是采取手术治疗还是选择放化疗？

答：对于有手术指证的胶质瘤进行手术切除，不仅能够明显延长患者的存活期，而且为下一步放化疗提供治疗证据并创造治疗条件。因此具有手术指证的患者进行手术切除是胶质瘤治疗的第一步。但对于胶质瘤患者，仅手术是不够的，对于具有放化疗指证的患者仍应积极进行放疗和化疗。但对于弥漫性生长的脑胶质瘤、无法进行手术切除的脑干胶质瘤等疾病，不应强行采取手术，而应在明确病理诊断的基础上积极进行放疗和化疗。另外，如患者合并心、脑、肝、肾重度疾患，不适合手术治疗，也不要勉强进行手术治疗。

75. 胶质瘤手术禁忌证有哪些？

答：胶质瘤的手术禁忌证包括：严重心、肺功能疾患，肝、肾功能较差不能耐受手术者；严重贫血，血小板极低，凝血功能严重异常无法纠正者；晚期胶质瘤患者，肿瘤弥漫性生长，估计术后生存时间不超过3个月者；肿瘤位于脑干，呈弥漫性内生型生长者。

76. 大脑感觉区和运动区的位置如何分布？

答：初级感觉区位于中央沟和中央后沟之间的中央后回。运动区主要包括初级运动区、运动前区和辅助运动区（图13）。①初级运动区位于中央沟和中央前沟之间的中央前回，上宽下窄，解剖上可不连续（额中回将其分为上、下两部分）。②运动前区：位于额叶外侧面，占据部分额上回、额中回和中央前回，同初级运动区一样，运动前区也是上宽下窄。③辅助运动区：位于旁中央小叶的前部和额上回内侧面后部，运动前区上方；个体间存在一定差异，功能上可分为前后两个部分。

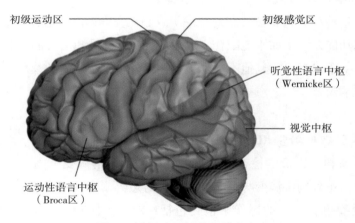

初级运动区 —————————————— 初级感觉区

听觉性语言中枢
（Wernicke区）

视觉中枢

运动性语言中枢
（Broca区）

图13　大脑主要功能区的分布

77. 布罗卡（Broca）语言区的具体位置在哪里？

答：运动性语言中枢（Broca区），主要包括优势半球额下回的盖部和三角部的后半部分，Broca区的主要功能为语言的形成、启动和协调各发音器官协调运动。Broca区的两部分在语言的理解和产生分别起不同作用，一般认为三角部与语义有关，盖部与语音有关。Broca区损伤后通常引起运动性失语，即言语表达障碍。

78. **韦尼克（Wernicke）语言区的具体位置在哪里？**

答：感觉性语言中枢（Wernicke区），分布较弥散，没有明确的解剖界限（大致对应优势半球颞上回后部1/3区域），其包括缘上回、角回等，主要参与声音的辨别和理解。Wernicke区损伤后通常出现感觉性失语，又称Wernicke失语，即言语理解障碍，同时其产生的语言也难以被理解。

79. **哪些胶质瘤患者适合采用唤醒手术？**

答：①肿瘤累及重要脑功能区；②年龄一般不小于14周岁（取决患者的认知与自控能力）；③无明确的精神病史或严重精神症状；④意识清醒，认知功能基本正常，术前能配合完成指定任务；⑤自愿接受唤醒麻醉手术者。

80. **哪些胶质瘤患者不适合采用唤醒手术？**

答：①年龄小于14周岁（相对禁忌）或心理发育迟滞的患者；②明确精神病史；③认知功能差，术前不能配合完成指定任务；④严重心、肺、肝、肾功能障碍，不能接受手术者；⑤其他不适合接受神经外科开颅手术的禁忌证；⑥拒绝接受唤醒麻醉手术者。

81. **胶质瘤患者常用的术前影像学检查包括哪些？**

答：术前神经影像学检查可以帮助临床医师了解病变范围及其与周围功能结构的关系，正确判定病变与脑功能区的相对边界，有利于制订个体化最优手术方案。胶质瘤患者常用的影像学检查包括MRI（包括T1、T2/FLAIR、T1增强、DTI、PWI、BOLD-fMRI、MRA、MRV、MRS等序列）、PET-CT和MEG检查等。

82. **术前常规影像学检查的目的是什么？**

答：①MRIT1、T2/FLAIR及T1增强像：可确定病灶范围、水肿及恶性程度；②MRI动脉血管成像（MRA）：可观察病变与周围动脉的关系；③MRI静脉血管成像（MRV）：了解病变与粗大引流静脉的关系；④MRI波谱成像（MRS）：了解病变的代谢情况，有助于鉴别诊断及判断肿瘤的恶性程度；⑤MRI灌注成像（PWI）：了解病变及周围的血流灌注情况。

83. **功能影像技术都包括哪些？**

答：①血氧水平依赖性功能MRI（BOLD-fMRI）：是基于血氧水平依赖的一种无创活体脑功能成像技术，可以术前活体、无创和个体化显示脑功能区与病变的位置关系，为优化手术方案提供可视化工具。②正电子发射断层显像（PET）：应用放射性核素作为示踪剂，通过测量相关局部大脑血流的变化来定位重要功能区，空间分辨率低。③脑磁图（MEG）和磁源性成像（MSI）：是通过监测神经细胞兴奋时产生的磁场变化来定位功能皮质的无创检查方法，可用于运动和语言区定位。

84. **如何对功能区胶质瘤患者进行术后评估？**

答：强烈推荐术后24～48小时内行增强MRI检查，评估肿瘤切除程度。推荐分别在术后1～3天、3周、3个月、12个月评估患者的KPS评分、语言功能、运动功能及生活质量等。临床评估过程推荐采用神经影像与行为量表相结合的方式。

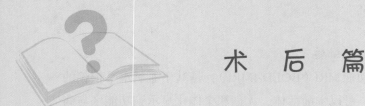

术 后 篇

胶质瘤患者手术后的管理十分重要，妥善的术后管理能够明显减少术后并发症。胶质瘤患者手术后病情变化的处理，经常决定着治疗的成败，关系着患者的生存质量，有时甚至影响生命安全。因此，对于胶质瘤术后患者的管理应该引起充分重视，不要认为手术做完了，治疗就结束了，手术只是整个胶质瘤治疗过程的开始，而不是结束。

1. 胶质瘤术后一定要服抗癫痫药物吗？

答：并非所有的脑胶质瘤患者术后都会出现癫痫症状，但的确有一部分术前没有癫痫症状的患者会在术后出现癫痫，因此大脑半球的脑胶质瘤多数都主张加服抗癫痫药物，对于术前有癫痫症状的患者一般都应加服抗癫痫药物。如患者肝功能或者骨髓功能较差，且没有明显癫痫发作，也可不服抗癫痫药物。小脑的胶质瘤术后不需加服抗癫痫药物。

2. 脑胶质瘤患者手术后短期内出现头痛的原因？

答：①手术切口疼痛；②术中出血进入脑脊液，血性脑脊液刺激脑膜；③术后脑组织水肿导致的颅内压升高；④急性脑积水。

3. 胶质瘤术后如何复查？

答：手术当天需要复查头颅CT，了解有无术腔内出血或者有没有缺血水肿的情况；72小时内复查头颅增强MRI，了解肿瘤的切除情况；术后每2～3个月复查头颅增强MRI，了解肿瘤控制情况；1年后复查增强MRI，时间间隔可以延长至半年。高级别胶质瘤复查应该适当缩短复查时间。如有新症状出现，或病情出现明显变化，也需及时复查增强MRI。

4. 胶质瘤患者如何停用抗癫痫药物？

答：如患者无癫痫病史，可以考虑术后3个月后逐渐减量直至停用抗癫痫药，如果患者有癫痫病史，主张在癫痫完全控制后半年逐渐停药。

5. 胶质瘤手术切口裂开是什么原因？

答：①术后营养不佳，影响切口愈合。②手术止血，切口被电凝烧灼太严重。③患者存在严重糖尿病。④头皮太薄，缝合困难。⑤头皮下积液或头皮感染。⑥复发切口，瘢痕愈合欠佳。

6. 有些脑胶质瘤手术后昏迷是什么原因？

答：①肿瘤位于丘脑、脑干等重要功能区，手术损伤重要功能区。②术后患者脑水肿症状明显，颅内压较高，重要功能区受压明显，出现明显的神经功能症状。③术后颅内出血或者大面积脑梗死，发生脑疝、出现继发性脑损伤。④麻醉意外。⑤脑血管意外。

7. 胶质瘤所致癫痫是否可能通过手术达到完全控制？

答：对于多数胶质瘤患者，手术后癫痫症状能够缓解。但也有患者手术后癫痫症状可减轻，靠药物能够控制，逐渐可能完全消失。极少部分患者手术后癫痫控制不理想。

8. 胶质瘤术后为什么会发生脑水肿？

答：胶质瘤术后由于在切除肿瘤后，周围回流静脉受损，导致周围脑组织水肿，手术过度牵拉也可能会引起明显的脑水肿；另外残留的胶质瘤细胞也会分泌某些生物活性物质导致周围组织水肿。

9. 胶质瘤患者术后脑水肿一般如何治疗？

答：胶质瘤患者在手术后、放疗后或者化疗期间都会出现不同程度的脑水肿，主要症状就是头痛，除此之外，神经功能缺失也是常见症状。一般采用脱水药物治疗都能得到缓解，常用的药物是甘露醇、呋塞米、地塞米松、甲泼尼龙等。

10. 胶质瘤术后使用丙戊酸钠副作用较大，能否停药？

答：丙戊酸钠是大脑半球胶质瘤手术后常用的抗癫痫药物。但丙戊酸钠的副作用有血小板减少、脱发、嗜睡、乏力、共济失调和肝脏损害等，偶有恶心、呕吐等胃肠道反应，也可影响妇女月经周期。所以，如果患者存在癫痫，副作用难以耐受，可以考虑换用左乙拉西坦、奥卡西平、奥拉西坦、拉莫三嗪等药物。如果患者手术前后无癫痫症状，可以不预防用药，或逐渐减药，最后完全停药。

11. 胶质瘤患者术后发热是什么原因？

答：胶质瘤患者术后发热，往往是因为术后吸收热。吸收热指由于无菌性坏死组织的吸收引起的发热，一般表现为术后3天内无感染条件下体温升高，但低于38.5℃，3日后可自行恢复。对于3天以上仍然发热者，应该考虑有可能是术中血液进入脑脊液中，刺激中枢体温调节系统引起发热。如果腰穿检测脑脊液浑浊，含糖量降低，白细胞计数升高，白细胞与红细胞比例也升高，蛋白量增加，应考虑颅内感染的可能，需要行脑脊液细菌培养以明确诊断。另外患者如果长时间意识状态不好，出现发热，还要考虑患者呼吸道感染引起菌血症的可能。

12. 胶质瘤术后多长时间复查一次MRI合适？

答：对于肿瘤全切的患者，术后1年内每2～3个月复查一次增强MRI，术后2～3年内每6个月复查一次增强MRI，术后超过3年，每年复查一次增强MRI。对于有肿瘤残留或者肿瘤复发的患者建议不超过3个月复查一次增强MRI，如果症状有变化，随时复查增强MRI。

13. 为什么有的胶质瘤患者术后可能会出现精神症状？

答：一小部分胶质瘤患者术后可能会出现抑郁、兴奋甚至躁狂等精神症状，这些都可能与胶质瘤切除时伴随的具有与情绪相关的脑组织的损伤有关。这些精神症状多数能够缓解，但也不排除一部分患者出现缓解效果差，与术前相比，患者有可能发生明显的性格改变。

14. 胶质瘤术后患者为什么要做腰穿？

答：胶质瘤手术中会有血液进入蛛网膜下隙的脑脊液中，这些血液成分可能会引起患者头痛、发热，甚至是出现颅内感染的诱因，因此通过腰穿将血性脑脊液引流出来，能够减轻患者头痛和发热的程度，减少颅内感染的机会。

15. 为什么有的胶质瘤患者术后需要腰椎置管引流？

答：胶质瘤患者术后如果发生了颅内感染，常需要在腰椎放置引流管进行引流，原因如下：①椎管与颅内相通，可以随着脑脊液不断的循环将有细菌的脑脊液引流出椎管，降低颅内和椎管内细菌的数量；②可以通过引流管将抗生素注射到椎管内起到杀菌的效果；③还能有效降低颅内压，减轻颅内感染导致的头痛症状。

16. 胶质瘤患者术后当天晚上为什么需进行头颅CT检查？

答：因为胶质瘤手术后有可能发生术区迟发性出血，由于全麻状态下血压偏低，术后患者清醒后、疼痛、恐惧或者由于不适烦躁都可能使血压升高，术后可能发生迟发性出血。另外血管损伤后引起脑组织肿胀，导致颅内压增高，甚至脑疝。通过头颅CT检查及时发现问题，及时处理，往往能将手术并发症对患者的伤害降到最小。

17. 语言功能区胶质瘤手术前后为什么要进行语言测试？

答：语言功能区的胶质瘤手术前进行语言测试，能够明确肿瘤对患者语言的损伤程度，与手术后语言测试相比，也可以评价手术的价值。

18. 常用的术后抗癫痫药物有哪些？

答：地西泮、苯巴比妥钠、卡马西平、奥卡西平、丙戊酸钠、托吡酯、拉莫三嗪、左乙拉西坦等药物。

19. 胶质瘤患者术后能够正常工作吗？

答：对于术后功能恢复较好的年轻患者，建议患者正常生活，也可以逐步恢复工作，这将有助于患者保持健康向上的心态。但是日常生活工作要注意休息，避免过劳，确保按期复查，癫痫患者要规律服用抗癫痫药物，不可自行停药。

20. 有的胶质瘤患者手术后发热、头痛、颈项强直、颈背部疼痛是什么原因？

答：颅脑手术后患者出现头痛、颈项强直、颈背部疼痛，多数是因为术后血性脑脊液刺激颈部神经引起。如果发生颅内感染，患者也会出现颈项强直、颈部疼痛不适，并常会伴有发热。随着血性脑脊液的吸收和感染得控制，患者症状可以逐渐缓解。

21. 胶质瘤患者治疗出院后在日常生活中还应注意哪些问题？

答：①树立恢复期的信心，对疾病要有正确的认识。避免因精神因素而引起疾病的变化。加强全身支持疗法，多进食高蛋白食物，保证良好的营养。②按时服药，切忌自行停药，尤其是抗癫痫药物。定时门诊随访，了解病情的转归。③术后放射治疗的患者，一般在出院后2周或1个月进行。放疗期间定时检测血常规，如出现全身不适、食欲差等症状，需及时与放疗医师沟通。④为防肿瘤复发，一般低级别胶质瘤每半年复查增强头颅MRI，高级别胶质瘤需每3个月复查增强头颅MRI，以便及时了解病情变化。⑤如患者术后出现偏瘫、失语等并发症，建议尽早行相关康复治疗。⑥化疗患者，应定期做血、尿常规及肝、肾功能等检查。

22. 胶质瘤患者术后出行可以驾驶交通工具吗？

答：对于术后没有重大神经功能缺失的胶质瘤患者，理论上是可以亲自驾驶交通工具的。但对于术前、术后发生过癫痫的患者，尤其是有癫痫大发作病史的患者，不允许驾驶机动车辆，如汽车、摩托车等。但对于没有癫痫大发作病史的患者，如果癫痫症状能完全控制3年以上，在保证安全的基础上，可以骑自行车。

23. 如何减少胶质瘤术后癫痫的发作？

答：①规范使用抗癫痫药物。②注意休息，避免长时间使用电脑、看电视和经常熬夜。③注意避免情绪激动。④尽量减少饮用浓茶、浓咖啡等刺激性强的饮料。⑤避免过度疲劳。⑥对于带瘤状态的癫痫症状，采用正规的抗肿瘤治疗也能降低癫痫的发病率。

24. 胶质瘤患者术后能吸烟喝酒吗?

答：少量饮酒从理论上来说是可以的，但饮酒会引起神经兴奋，对于有癫痫病史的患者会增加癫痫发生的概率，因此尽量不要喝酒。至于吸烟，目前已经证实吸烟与多种肿瘤的发生具有相关性，虽然目前没有确切的证据证实胶质瘤与吸烟的相关性，但仍然强烈建议戒烟。

25. 胶质瘤术后能正常生育吗?

答：单纯胶质瘤手术后如果不加做放化疗（这种情况一般都是Ⅰ级胶质瘤），患者康复后，体检无异常就可以考虑怀孕了。但如果胶质瘤级别较高，术后患者加行放化疗，那就需要在放化疗结束后至少1年再考虑怀孕，并且在怀孕前需要严格做好孕检，以防残疾儿出生。

26. 胶质瘤术后，使用钛钉、钛连接片固定颅骨影响MRI检查吗?

答：钛合金具有良好的机械、抗疲劳性能，在MRI条件下产生的磁场吸引力较其他金属小，产生的热量也很少，一般情况下能够安全地接受MRI检查。

27. 胶质瘤术后头痛症状无明显缓解的原因有哪些?

答：胶质瘤术后短时间内头痛症状可能与头皮切口处疼痛、血性脑脊液刺激硬脑膜引起的头痛、术后脑水肿、颅内感染等引起的颅内压升高有关。如果手术结束时间已经较长，头痛症状一直没有缓解，应考虑肿瘤切除不完全，减压不彻底，仍存在颅内压较高的情况。

28. 胶质瘤术后头皮下积液的原因有哪些?

答：胶质瘤术后头皮下有时会出现积液，表现为头皮下有波动感，这是由于头皮与颅骨之间愈合欠佳，在头皮与颅骨之间形成一潜在的囊状间隙。由于皮下止血欠佳，皮下渗血、渗液或者脑脊液外漏聚集在这一囊腔，形成皮下积液。如果积液情况不能缓解，就容易形成皮下感染，体温升高，有时会影响刀口愈合，还可影响到放化疗。

29. 如何预防胶质瘤术后头皮下积液及出现积液后怎么办？

答：开颅手术时尽量减少剥脱骨膜，缝合硬脑膜时尽量严密缝合，仔细止血，避免术后渗血，减少皮下止血时过度电灼皮下组织引起渗出增多。关颅时注意尽量避免术后形成囊腔，术后包扎应适当加压。一旦出现积液，如果量较少，可以自行吸收；如果积液量较大，需要穿刺抽吸后加压包扎。如果积液量较大，且不容易加压包扎，可以放置皮下引流管引流，注意预防感染。

30. 胶质瘤拆线后发生手术切口裂开怎么办？

答：由于头皮血运丰富，头部手术切口多数容易愈合，切口裂开的多数原因是因为营养不良、拆线太早、缝合技术问题，还有就是多次手术后切口瘢痕、止血时烧灼太严重或者切口感染。刀口裂开后，应当保持切口清洁。如果明确裂开，且距离手术时间较短，尽量补缝；如果已经超过2周，一般需要行切口清创，暴露出新鲜创面后再缝合。

31. 胶质瘤切除后颅压高时需要去除颅骨吗？

答：胶质瘤术后肿瘤切除不仅能够去除病灶而且能够降低颅内压，但某些胶质瘤切除后颅内压仍较高，可能需要切除部分非功能区脑组织。但是即使这样做，仍有可能出现术后脑组织水肿，严重时需要取出手术区颅骨，以降低颅内压。对于幕上颅骨缺损患者，待病情稳定后，可行二期颅骨修补。

32. 胶质瘤患者术后能乘坐飞机吗？

答：如果患者术后情况稳定，没有频繁的癫痫大发作情况，可以乘坐飞机。

33. 胶质瘤术后抗癫痫药物何时可以减量和停药？

答：抗癫痫药物减停药的问题，应该结合术后癫痫控制情况。如果手术前后确实无癫痫发作，可以在一定时间内停用，如1～2个月逐渐减少，最后停用。切忌突然停用，否则可诱发癫痫发作。如果服药后感觉胃痛不适，可以考虑饭后半小时服药。

34. 胶质瘤患者术前有癫痫，手术治疗后一直服药治疗，为什么癫痫症状还会时有发生？

答：胶质瘤癫痫患者术后仍有癫痫发生比较常见，多数情况可能还是需要使用抗癫痫药物控制。一年几次癫痫发作应该说还是可以接受的，如果术后癫痫发作仍然频繁，建议到医院就诊，考虑改用其他抗癫痫药物或增加其他抗癫痫药物与现有药物联用。如果癫痫控制一段时间后再次发作，需警惕肿瘤复发可能，应及时到医院就诊。

35. 医生要对胶质瘤术后发热的患者做腰穿，腰穿是一种什么检查？需要进手术室吗？

答：腰穿是腰椎穿刺术的简称，腰椎穿刺术是神经外科临床常用的检查治疗技术之一，对神经系统感染的诊断具有重要的价值，床旁操作即可。术后发热往往提示可能有颅内感染，患者一般还会出现头痛、喷射性呕吐等颅内高压的症状。这时腰穿既可以取脑脊液送检判断感染是否存在，又可以适当放出脑脊液，降低患者颅内压，缓解颅内高压症状。

36. 胶质瘤手术后一般几个月颅骨能长好？

答：骨组织自身的再生能力非常强，民间有句俗语叫"伤筋动骨一百天"。当骨发生缺损时，骨组织一般可以在3～4个月内自行修复愈合。现在手术多用钛钉固定颅骨骨瓣，相对比较牢固，只要注意保护的话，并不需要过于担忧。

37. 患有胶质瘤的孕妇，怀孕期间的复查要如何进行呢？

答：胶质瘤术后的复查主要是通过MRI检查进行的，MRI的原理是将人体放在密闭的磁场中，利用高磁场的作用探测人体内的氢原子，经由特殊算法转化成图像。MRI一般被认为无电离辐射损伤，所以相对比较安全。到目前为止，没有确实的证据证明短期暴露于磁场中，对人体或胚胎会造成损害，国内外也没有MRI致胎儿畸形的报道。

38. 胶质瘤患者术后出现呃逆是怎么回事？

答：多数是由颅内病变直接或间接影响呼吸中枢、脑干迷走神经和颈髓所致，尤其是病变波及延髓而危及生命。对呼吸节律不整的患者，同时又出现顽固性呃逆或呃逆次数增多到代替呼吸时，应高度警惕呼吸突然停止的可能性。

39. 胶质瘤术后需要高压氧治疗吗？

答：高压氧对于颅脑手术后的康复治疗是有积极意义的。但是，如果术后没有明显神经功能缺失，高压氧并非术后必要的康复治疗措施。

40. 为什么做完手术两三天就要去 MRI 检查？早检查有什么意义？

答：手术后早期（48～72小时以内）复查增强 MRI，通过手术前和手术后影像学检查评估胶质瘤切除范围。高级别胶质瘤的 MRI 的 T1WI 增强扫描是目前公认的影像学诊断"金标准"；低级别胶质瘤宜采用 MRI 的 T2WI 或 FLAIR 序列影像。在不具备复查 MRI 条件的单位，推荐于术后早期（72小时内）复查增强头颅 CT。正确地评估肿瘤切除情况，对于后期的治疗和预后意义重大。因此，如患者病情允许，尽量在术后48～72小时内复查头颅增强 MRI。

41. 哪些抗癫痫药不适合胶质瘤患者服用？

答：卡马西平、奥卡西平、苯巴比妥等抗癫痫药物均有肝药酶诱导作用，可能降低其他药物的血药浓度，影响药效。术后需要化疗的胶质瘤患者，建议尽量不选用上述药物，以免影响化疗效果。

42. 靶向药物的疗效是否一定强过化疗？

答：靶向药物是一种针对相应靶点的特异性药物，而化疗药物的特异性相对差。靶向药物的副作用一般都比较小，所以使用靶向药物的安全性一般优于化疗药物，但是对于脑胶质瘤，靶向药物并没有表现出总体优于常规化疗药物的疗效。

43. 胶质瘤患者术后为什么要进观察室？

答：胶质瘤患者术后一般都要在重症观察室观察1～3天，有的患者则需要更长的时间。这是因为胶质瘤患者术后可能会出现迟发性颅内出血。有的患者术腔放置引流管，术后需要引流管的维护。另外，还要密切观察术后患者的生命体征，如发生异常，需要及时向医生汇报，以免延误治疗。

44. 胶质瘤患者拆线后切口和针眼发红怎么办？

答：胶质瘤手术后，少部分患者会出现切口和针眼发红，有时还可能从手术切口里面冒线头。这一般考虑为切口发炎或者线结反应，如果仅是发红，可以考虑用局部消毒，保持清洁，避免用手去挠；如果深层线结已经自头皮切口拱出，应拆除线结缝线。

放疗和化疗篇

　　胶质瘤的正规治疗以手术为主包含放疗和化疗在内的综合治疗。放疗和化疗是胶质瘤治疗的重要组成部分，正规的放疗和化疗对于胶质瘤患者的预后意义重大。因此，对于胶质瘤的治疗，应该在明确病理诊断后，采取个体化的治疗，如单纯放疗或单纯化疗、放疗联合化疗、观察待复发时再放疗或化疗。目前已经有越来越多的循证医学证据，证实放疗和化疗与患者预后直接相关。不正规的放疗和化疗有可能使治疗后并发症的发生率大大增加，无端增加放疗和化疗的风险，治疗效果得不到可靠保证。

1. 脑胶质瘤能够被术后放疗治愈吗？

　　答：目前脑胶质瘤几乎无法治愈，治疗目的首先是延长患者生存期，其次是提高患者生活质量。放疗是一种控制肿瘤生长的局部治疗手段。因为脑胶质瘤属于恶性肿瘤，侵犯范围非常广泛，需要手术、放疗和化疗以及其他手段等综合治疗才能取得好的疗效，单纯放疗很难治愈肿瘤，但它能够抑制肿瘤细胞快速增殖，达到抑制肿瘤生长、延长患者生命的目的。

2. 脑胶质瘤放疗的作用是什么？

　　答：放射治疗简称放疗，是用放射线治疗恶性肿瘤，它与手术和化疗并称为肿瘤治疗的三驾马车。脑胶质瘤是颅内最常见的原发恶性肿瘤，手术能够将肉眼可见的肿瘤切除，即镜下全切，但肿瘤周边一定范围内仍存在大量肉眼无法看到的肿瘤细胞，这些残余肿瘤细胞如不清除杀灭，会在短期内大量增殖，造成肿瘤复发。所以，利用放射线对这些潜在危险区域进行照射，从而杀死残余肿瘤细胞，达到控制症状、延长复发时间、延长生存期的目的。

3. 脑胶质瘤放疗的适应证是什么?

答:脑胶质瘤目前分为 I ～ IV 级,肿瘤的治疗策略都是遵循循证医学证据,根据目前最新的医学证据 I 级毛细胞星形细胞瘤手术全切后不需要放疗,但切除不彻底或增殖明显活跃的肿瘤还是需要术后放化疗干预。高级别脑胶质瘤(通常指 III 级和 IV 级)术后患者条件允许的情况下建议行放疗,术后放疗患者较单纯手术的患者生存期能够延长一倍。而低级别脑胶质瘤(通常指 II 级)目前存在诸多争议,现有的证据已经证实低级别脑胶质瘤患者术后放疗能够推迟复发时间,但总的生存期目前没有看到获益;70% ～ 80% 的 II 级脑胶质瘤患者是以癫痫起病,然而术后放疗被证实能够显著提高癫痫控制率。最新的证据还证实低级别脑胶质瘤术后未行放疗 5 年内超过 50% 的患者会复发进展。因此低级别脑胶质瘤患者术后条件允许也建议放疗,但具体放疗范围和剂量根据情况有所不同。

4. 低级别脑胶质瘤高危患者建议放疗,哪些情况算高危?

答:高危患者的筛选随着自然科学的发展和人们观念的改变在不同的年代有不同的依据。早期主要以临床因素为依据,如年龄超过 40 岁,肿瘤跨越中线、含星形细胞瘤成分、出现神经功能症状和肿瘤直径大于 6cm 等是高危因素;后来随着手术技术的提高,有些肿瘤能够达到肉眼全切提高了生存期,从而未能全切也就成为高危因素;近年来分子病理研究发现分子的改变能够影响患者预后,甚至能够指导治疗。所以一些重要的分子改变被纳入危险分层中来,如 IDH 突变、1p/19q 缺失以及 MGMT 启动子甲基化等,没有发生这些分子改变的肿瘤预示生存期更差,对治疗反应不敏感,也就是所谓的高危因素。总体而言,高危是相对的,要根据每个人的具体情况具体分析。

5. 脑胶质瘤给予更大范围、更大剂量照射是否疗效更好?

答:不一定。放疗是通过外照射对颅内肿瘤区域进行治疗,然而照射区域周围正常脑组织必然也会受到照射,正常组织受到一定量的照射就会造成损伤。所以给予更大范围、更大剂量的照射势必会增加放疗的副反应。副反应的增加会部分抵消掉放疗带来的益处,从而使患者生存质量严重下降,生存期更短。总之,应该在患者正常组织能够耐受的情况下给予肿瘤区域最大照射范围和最大剂量。然而,组织的耐受程度又因人而异,除了肿瘤相关的因素还受到非肿瘤因素,如年龄、体质和基础疾病等，需要全面评估患者情况，然后给予合适的放疗范围和剂量，以达到最大获益。

6. 脑胶质瘤患者什么时候选择放疗合适？

答：适合放疗的患者应在伤口完全愈合、身体恢复后尽可能早的行放疗，尤其是高级别胶质瘤（Ⅲ～Ⅳ级）。尽管有文献报道低级别胶质瘤（Ⅱ级）早期放疗和延迟放疗生存期无差别，但延迟放疗使肿瘤复发时间明显缩短，导致患者生活质量明显下降。所以适合放疗的脑胶质瘤患者应在术后4～6周接受放疗，低级别胶质瘤可以适当放宽。

7. 放疗的剂量如何确定？

答：剂量根据肿瘤和患者情况而有所不同，这里只说常规情况。目前根据循证医学证据，成人Ⅳ级胶质母细胞瘤，给予60Gy的放疗剂量是能够耐受并能够取得既定疗效的；成人Ⅲ级间变性胶质瘤的放疗剂量目前没有高级别证据，多是参考胶质母细胞瘤进行放疗，但根据情况可以适当降低剂量，如肿瘤体积大、肿瘤位置在重要结构区域或患者体质差等因素，可给予54.0～55.8Gy；低级别胶质瘤目前推荐45～54Gy的范围，但目前国内外多采用50～54Gy。如果有上述特殊情况可以考虑给予45～50Gy，目前没有循证医学证据显示45Gy和54Gy在生存上存在显著差异。总之，放疗剂量的确定也是因人而异，每一剂量处方的给予都是综合考虑患者的多种因素而确定，并不是一成不变的。

8. 放疗需多长时间？

答：患者自身情况和肿瘤情况不同导致治疗方案不同，从而放疗时间也有差异。常规治疗在6周左右，但因为患者自身情况或机器故障等客观因素有可能会延长治疗时间。

9. 放疗前患者需要做哪些准备？

答：第一，患者术后的体质必须恢复到能够耐受放疗的程度，具体恢复程度由放疗科医师来评价；第二，手术切口或放疗区域内头皮的其他病损必须完全愈合；第三，头发尽量不要太长太厚，男性留寸头或者剃光，女性可以适当留寸头；第四，维持营养，保持体重和乐观心态；第五，血生化、血常规、凝血功能、视力和听力检查、心电图、B超、胸部X线等基础检查无明显异常，具体由放疗科医师来决定。

10. 放疗前需要准备哪些资料？

答：术前和术后近期的MRI影像是必需的，用来评估手术切除情况；组织病理是决定放疗或化疗方案所必需的；手术记录是必需的，了解患者术中切除情况；分子病理报告如能提供尽量提供，因为它能够提示患者预后，并能对治疗方案有指导作用；住院病例，了解患者住院期间有无并发症等情况；对于复发患者可能还需要以前的诊断和治疗资料。以上是医院放疗科常规需要的资料，可能根据不同情况还需要患者提供其他辅助资料。

11. 每次放疗大概多长时间？

答：患者的放疗时间是固定的，所以每个放疗日需提前半小时来放疗科等候，从摆位到治疗结束一般在8～10分钟。如果需要图像验证需12～15分钟，开始放疗的前三次需要图像验证，以后每周验证一次，有特殊情况还需要临时加做图像验证。

12. 放疗过程具体有哪些步骤？

答：放疗科是一个需要医生、物理师和技师相互配合、专业性非常强的科室。首先，患者需要在医生和技师的指导下进行CT定位，图像传输到靶区勾画工作站，医生根据患者情况、肿瘤情况、术前和术后影像资料等在CT图像上逐层勾画照射靶区并给予处方剂量。该过程可能还需要与MRI融合后进行。然后，物理师根据医生的靶区范围和处方剂量制订治疗计划，确定照射方向和剂量分布，完成以上工作后物理师和医生再次对靶区和剂量进行确认，确保正常组织在可接受范围内，肿瘤区域得到最佳剂量分布。靶区和剂量确认后医生和技师会对靶区进行校对（如果需要），准确无误后将计划传给加速器室；最后技师根据方案给予患者执行放射治疗，技师和医生、物理师一起进行首次治疗，并对图像验证无误后进行治疗。

13. **已经做过头部CT为什么还要做头部定位CT？**

答：放疗科的定位CT与影像科的诊断CT不同，定位CT对误差要求更严格，具有更准确和更稳定的装置。对患者固定体位后进行CT扫描，放疗科医生和物理师在定位CT图像上勾画靶区和制订治疗计划，定位体位和放疗体位必须保持高度一致，误差保证在3mm之内，这样才能保证治疗的准确性。另外，有些患者在放疗前行定位CT时发现新的出血、脑积水或肿瘤进展等，尽管定位CT不能出诊断报告，但发现这些放疗科医生会及时建议其他的治疗措施，从而避免放疗导致病情进一步恶化。

14. **脑胶质瘤患者CT定位需要增强吗？**

答：一般不需要。脑胶质瘤患者多是术后放疗，所以肿瘤已经被大部分、甚至整个切除，不需要增强来辨别或寻找肿瘤。即使对于未行手术的患者，增强CT也不能清楚的显示肿瘤边界，仍需要MRI的帮助，我们单位每位胶质瘤患者几乎都需要定位CT和MRI融合后勾画靶区，所以只需平扫CT就可以。

15. **可以让医生制订放疗方案，但去其他医院放疗吗？**

答：放疗是一个需要团队协作、专业性强的学科，每个放疗医生对疾病的认识水平、理解程度不同会使靶区范围和处方剂量都有所不同，而与之协作配合的物理师和技师的专业水平相差很大。一家医院医生给出方案，如靶区范围、处方剂量及正常组织受量等，到另一家医院的医生、物理师或技师可能无法完成，由此导致治疗效果肯定不同。再加之放疗的机器设备、计划系统等软硬件的不同导致医生无法对其他医院治疗的患者给予具体放疗方案。

16. **为什么第一次放疗和复发后二次放疗建议在同一医院进行？**

答：患者放疗过程中会产生大量数据，包括靶区范围、处方剂量、正常组织受量以及各种误差等都在放疗系统中以各种形式被存储。这些都是在给患者制订第二次放疗计划时需要参考的重要数据。因为每个医院的软硬件存在不兼容，无法共享这些数据，所以为了患者的安全和疗效考虑，强烈建议患者首次放疗和二次放疗在同一家医院进行。

17. 放疗前分子病理一定要做吗？

答：我们强烈建议有条件的单位尽量取得分子病理诊断。因为分子病理无论在诊断，还是预后，甚至在治疗方案制订上已经显示出了巨大的指导作用。传统的组织病理已经不能满足临床的需要，它只能对肿瘤的大概特征进行描述，如肿瘤的良恶性，肿瘤级别等，但在肿瘤的组织来源、预后的分层及指导治疗等方面明显不如分子病理。另外，组织病理无法解释同样级别的患者预后相差很大的问题，而分子病理能够很好地解决这一问题。哪些患者需要更为积极的治疗，哪些患者可以延迟治疗，随着将来对分子病理的深入研究，它能够精确的指导制订个体化诊治方案。目前如MGMT启动子甲基化表示患者对替莫唑胺化疗效果更好，而IDH野生型低级别脑胶质瘤需要更为积极的干预方案，甚至可能需要按高级别脑胶质瘤治疗等。所以分子病理已经贯穿脑胶质瘤诊断、治疗和预后的全过程。

18. 脑胶质瘤放疗会引起其他肿瘤吗？

答：放疗的作用是利用射线将细胞内的DNA损伤，从而引起肿瘤细胞死亡，同时射线也会照射到正常组织，影响正常细胞的DNA，尽管正常细胞具有强大的DNA修复功能，但对于一些无法修复或修复错误的细胞可能会发生恶变。但这种情况概率很小，不到1%，而且多在10年之后发生，文献报道过脑胶质瘤放疗后引起脑膜瘤或室管膜瘤等的病例。

19. 有没有能够增加放疗敏感性的食物或药物？

答：目前还没有发现哪些食物能够增加脑胶质瘤放疗敏感性，但保证营养和氧气的充足是能够提高放疗疗效的。一些化疗药物有固定DNA损伤的作用，如替莫唑胺可能有增加放疗敏感性作用，但化疗药物都有很大的副作用。考虑到患者的耐受情况，是否给予额外药物需要医生对患者进行全面评价，如果化疗药物的放疗增敏作用被它带来的副作用抵消，反而会得不偿失。

20. 儿童脑胶质瘤可以做放疗吗？

答：一般小于3岁的儿童不建议做放疗，因为放疗可能会对其生长发育产生明显的影响。另外，放疗过程中需要精准摆位，固定动作等，对患儿的依从性要求很高，太小的患儿可能无法配合放疗。但也有一些医院使用麻醉技术对小于3

岁的患儿进行放疗。

21. 放疗前为什么要进行视力、视野等眼科检查？

答：视神经、视束、视放射和视觉中枢前后穿过整个脑组织，所以颅内肿瘤会影响到这个传导通路，尤其是对做过手术的患者影响可能更大。对于什么原因引起的视力下降、视野缺损放疗科医生需要了解，从而在制订放疗计划和给予处方剂量时权衡利弊，避免放疗进一步损伤视力视野。另外，放疗前后视力的变化也会对放疗医生起到警示作用，总结经验提高治疗疗效。最后，颅内压增高或肿瘤压迫视神经等都可能引起视力下降，早期患者症状并不明显。通过视力、视野和眼底等检查，可以发现早期的病变，从而及时地采取适当的干预，避免盲目治疗。

22. 为什么放疗前要测听力？

答：和测视力一样，肿瘤本身和手术可能会影响听力，因为内耳对放射线更加敏感，后期的放疗也可能导致听力的进一步下降，对于放疗前听力的异常放疗科医生需要分辨原因，从而制订放疗计划，避免听力的进一步下降。

23. 什么是同步放化疗？

答：同步放化疗指放疗和化疗同步进行，例如脑胶质瘤的替莫唑胺同步放化疗就是放疗期间每天都口服替莫唑胺化疗。

24. 术后放疗前可以先接受替莫唑胺化疗吗？

答：目前还没有高级别证据证明放疗前进行替莫唑胺化疗能够受益。术后患者体质比较虚弱，替莫唑胺是化疗药物，能够导致恶心、呕吐影响身体的恢复，骨髓抑制和伤口延迟愈合等耽误后续的放疗。但如果因为伤口问题、体质问题等客观因素需要推迟放疗的患者可以根据情况先服用替莫唑胺。

25. 放疗过程中如果因为假期或机器故障暂停放疗会影响疗效吗？

答：放疗是一个连续的过程，期间最好不要停止，但患者因无法忍受的副反应、客观重要事情或者机器故障等不可避免的因素必须停止放疗的，一般不超过

1周，2～5天的暂停放疗一般不会对疗效产生明显的影响，医生也会根据情况进行剂量调整。一般医院节假日不会暂停放疗，放疗科的工作安排是根据治疗情况制订的，而不是根据节假日制订。

26. 放疗过程中可以服中药吗？

答：建议放疗期间不要服用中药制剂，因为中药成分不明，是否与放疗产生冲突不得而知，而且中药可能引起其他并发症（如腹泻、便秘等），可能影响患者的体质恢复，导致患者放疗耐受性下降，影响疗效。尤其是对于放化疗同步患者，更是建议治疗期间尽量不要服用中药，因为有可能加重肝功能损害和骨髓抑制，导致正常抗肿瘤治疗过程无法进行。

27. 患者放疗期间能吃营养品、补品吗？

答：放疗期间不建议吃平时不经常吃的东西，因为不经常吃的东西可能会导致过敏反应、恶心、呕吐，甚至腹泻，从而影响患者的营养吸收，损害身体，增加治疗负担，严重的症状可能导致放化疗无法进行。只要患者保质保量地完成日常饮食、保持体重和营养充足就可以了。肉、蛋、奶及鱼类等富含能量和蛋白质的食品应该成为放疗期间的主要食物。

28. 放疗中期需要复查MRI观察治疗疗效吗？

答：脑胶质瘤是术后放疗，肿瘤经过手术已经全部或部分切除，加之术后瘤腔MRI影像信号混杂不清，难以观察到放疗效果。另外，放疗是一个缓慢、长期的过程，即使放疗结束，放疗的作用仍会持续很长一段时间。所以放疗期间一般不需要复查MRI。特殊情况，如脑组织、脑室或者靶区在放疗过程中可能出现明显的移动，或者术后肿瘤残余较多经过放疗缩小明显，可能需要放疗期间复查MRI或者CT，以确定变化的靶区是否还在可接受范围之内。放疗期间出现新的症状，怀疑肿瘤进展或者颅内压增高等，可能需要及时复查MRI或CT，及时采取必要措施。

29. 放疗期间可以洗头吗？

答：放疗会引起皮肤反应、导致皮肤脆弱，少数对放疗敏感患者甚至会出现干性或湿性脱皮，所以放疗期间皮肤避免刺激，如用力揉搓、刮擦、热水、日照、刺激性用品等。皮肤一旦出现破溃、感染等就必须停止放疗，影响治疗疗效。所以放疗期间尽量不洗头。如果难以忍受不洗头带来的不适，可以用温水冲洗，忌用热水、用力揉搓及刺激性洗发膏等。

30. 放疗目前主要采用什么设备？

答：脑胶质瘤放疗最常用的是6-Mv直线加速器，高能X线对肿瘤进行放射治疗。其他根据适应证还有TOMO、质子治疗、重离子治疗或射波刀等。图14所示为直线加速器。

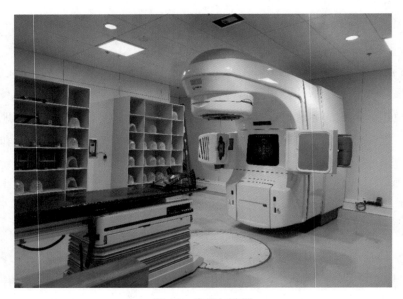

图14　直线加速器

31. 质子治疗比常规放疗更先进吗？

答：脑胶质瘤的治疗是个综合各方面知识的多学科交叉过程，它需要掌握神经外科解剖学、放射生物学、放射物理学、肿瘤内科学及病理、分子病理等。机器设备只是一方面，同样的机器设备不同的医生使用可能治疗效果不一样；同理，不同的医生使用同样的机器设备也会出现不同的效果，所以不能用单一的机器设备来评价总体的治疗效果。但客观来说，质子治疗因为有布拉格峰，导致其剂量分布可能优于常规加速器，剂量跌落迅速，所以研究证实对于颅底的肉瘤、脊索瘤等边界清楚、离重要结构较近的肿瘤可能有一定的疗效。但是脑胶质瘤边界不清，目前还没有数据证明过快的剂量跌落是否会有更大的获益。

32. 放疗期间发热还能继续放疗吗？

答：发热是多种疾病引起的一种症状，有些疾病会影响放疗效果，有些疾病继续放疗会加重病情。所以放疗过程中发热一般不建议继续，要查明发热原因并对症处理好转后才能继续放疗。但对于能够清楚辨别原因的发热，如下丘脑引起的中枢热，肿瘤放疗后坏死组织引起的吸收低热等，这些情况可以继续放疗。

33. 放疗结束后MRI显示肿瘤还有残余怎么办？

答：首先需要鉴别是否是肿瘤残余，如果确定是有活性的肿瘤残余应及时请神经外科处理。但因为放疗是一个持续性、起效缓慢的治疗过程，放疗后即使肿瘤细胞全部死亡可能也不会很快解除占位效应，死亡细胞有个逐渐吸收的过程。而且放疗结束后作用还要持续很长时间，一般3个月左右，所以放疗后影像显示还有肿瘤残留可以密切观察2～3个月，如果后期还有明显残留可能是肿瘤对放疗抵抗所致，需要寻求其他治疗方法。

34. 放疗对胎儿有影响吗？

答：放射线对胎儿有极大的影响，可以导致胎儿畸形甚至流产。所以放疗过程中应采取避孕措施的性生活，避免怀孕，已经怀孕的患者应终止妊娠后才能放疗，无法终止妊娠的待胎儿分娩后才能开始放疗。而且放疗结束后作用还能持续很长一段时间，能够影响精子或卵子的形成发育，导致不正常的受孕，建议放疗后1～2年内不要生育。

35. 颅骨修补使用钛合金材料对放疗有影响吗？

答：脑胶质瘤一般不侵犯颅骨，切下的颅骨手术后多能原位复位。但复位颅骨还需要使用3～5枚钛钉、钛夹，或者因颅骨受侵犯、外伤导致颅骨破碎等可能使用整块钛板。多项建模研究已经证实放射治疗中钛合金板材引起的剂量变化非常微小，在钛合金外表面有剂量增加趋势，而在内表面会有剂量的轻微降低，但从肿瘤对放疗的反应性方面考虑一般影响不大。何况脑胶质瘤使用的是面积非常小的钛钉或钛夹，对放疗的影响微乎其微，可以忽略不计。但其他修补材料，如钢板等，对放疗的影响比较大。所以放疗前一定告知放疗医生所使用的材料性质。

36. 常见的放疗反应有哪些？

答：放疗是对脑部的局部治疗，一般急性副作用不明显，最常见的就是乏力、疲惫感和脱发等。但个别比较敏感的患者会出现恶心、呕吐、厌食、皮肤黏膜溃疡、骨髓抑制导致的白细胞下降等，尤其同步化疗时这些症状更加频繁、明显。远期可能会出现放射性脑损伤、坏死等，严重的会引起相应症状。

37. 放射性脑损伤多久出现？

答：放射性损伤多是晚期损伤，一般六个月后出现，如放射性损伤、坏死，继发肿瘤等。但有的放射性脑损伤出现较早，放射性损伤一定要由有经验的放疗医生来鉴别，因为它和肿瘤进展在影像学上表现类似，有时很难鉴别，损伤误诊为肿瘤进展会导致过度治疗，而肿瘤进展误诊为损伤会延误病情。考虑放射性损伤要结合患者自身情况，肿瘤治疗情况以及影像检查等诸多因素。

38. 放射性脑损伤有哪些症状？

答：放射性脑损伤发病隐匿，多数无任何症状，常在影像复查中发现。有症状的放射性脑损伤多与损伤位置相关，即MRI显示的放疗照射靶区内出现的异常信号区域。主要临床症状为受累区域的神经功能障碍、癫痫以及脑水肿或堵塞脑脊液循环导致的颅高压症状（头痛、呕吐和视神经盘水肿）。累及下丘脑和垂体还会引起内分泌症状。美国国家癌症研究所不良事件通用术语标准（national cancer institute common terminology criteria for adverse events，NCI-CTCAE）推荐的放疗后不良反应评价标准将放射性脑损伤分为6级：0级：无症状；1级：症状轻微，不影响日常生活；2级：中等症状，使用工具的日常生活能力受限；3级：严重症状，生活自理能力受限；4级：出现威胁生命的并发症，需要医疗手段介入；5级：死亡。

39. 放射性脑损伤如何鉴别？

答：目前没有特异的检查能够区分放射性脑损伤和肿瘤进展，鉴别需要结合患者的临床症状、肿瘤病理和分子病理、治疗情况以及影像资料等。单纯从影像很难鉴别。MRI检查跟踪病灶发展趋势是可靠可行的办法。其他如MRS、PWI以及PET-CT/MRI可能对鉴别诊断有帮助，但都不能作为主要鉴别手段使用。

40. 出现放射性脑损伤后如何治疗？

答：无明显症状的放射性脑损伤无须特殊干预，定期随访观察即可。但病灶处于水肿、坏死期并有相应的临床症状就需要积极干预治疗，激素是最常用的药物，能够减轻水肿；贝伐珠单抗能够迅速减轻水肿，减轻症状。另外还有脱水药物、脑保护药物，以及高压氧治疗等。但任何治疗都有其适应证和禁忌证，如激素不适用于感染和电解质紊乱患者，贝伐珠单抗不能用于有高血压和出血风险患者等。所以任何对症治疗都需要到正规医院得到医生的指导下才能进行。

41. 如何预防放射性脑损伤？

答：放射性脑损伤主要与放疗的范围、放疗总剂量和分割剂量相关，范围过大、分割剂量和总剂量高是引起放射性损伤的主要原因。联合化疗会增加脑损伤的机会，尤其是MGMT甲基化患者应用替莫唑胺会加重放射性脑损伤。另外，与患者自身状态也有关，年老、体质差、有基础疾病患者可能更容易出现放射性脑损伤。预防放射性脑损伤涉及复杂多变的因素，需要医生和患者进行权衡配合，针对每个患者制订个体化的治疗方案，给予合适的照射范围和剂量，尽量减少放射性损伤的发生。

42. 放疗会引起脱发吗？

答：放疗会引起照射范围的脱发，但脱发的严重程度因人而异，有些患者对放疗比较敏感，可能大片地脱发，但有些人可能只有少量脱发或不脱发。多数患者脱发症状在放疗结束后会慢慢恢复，但只有极少数患者能恢复到病前状态。

43. 左侧肿瘤放疗为什么右侧头发会脱落？

答：放疗需要放射线穿过肿瘤区域周围的正常组织才能到达照射靶区，为了防止高能X线导致的正常组织损伤，需要从外部不同的多个方向进入聚焦到放疗靶区。所以非肿瘤区域也会有射线经过，造成脱发、皮肤反应等并发症。

44. 放疗中头皮发痒正常吗?

答：正常反应。首先术后手术瘢痕在恢复期，新肉芽的生长会引起局部发红、发热、瘙痒等。另外，放疗会引起皮肤生发层细胞的死亡，这些细胞同样会繁殖补充，也会引起头皮发痒，加之患者放疗期间不便洗头等卫生问题也会导致瘙痒。

45. 补充维生素能减轻放疗反应吗?

答：有一定作用，但不明显。补充维生素或生长因子类可能对一些黏膜反应起到保护作用，如口腔溃疡、放射性肠炎等。但脑部放疗一般不会损伤口腔黏膜。所以无法观察到它们的保护作用。

46. 放疗中出现月经，可以继续放疗吗?

答：一般没有必然联系，可以继续放疗。但要排除异常月经情况，因为垂体、下丘脑附近的肿瘤放疗可能会引起内分泌的异常，可能会引起月经的异常，这时候就需要咨询医生是否放疗继续。另外，放疗是脑部的局部治疗，对造血系统影响不大，但如果因为月经导致严重的贫血、乏力等可能需要暂停放疗。

47. 放疗中出现食欲缺乏、呕吐，怎么办?

答：放疗期间必须保证营养，即使患者无食欲也应该尽量进食。因为肿瘤患者能量消耗要比正常人高，所以高能量、高蛋白食物尽量多吃，少吃多餐，口服止吐药物或适当活动增加食欲，保持体重。

48. 体重下降会对放疗疗效有影响吗?

答：有影响。首先体重下降说明患者的营养不足，营养充足才能保证治疗的疗效。目前已经证实血红蛋白低会降低放疗疗效。另外，体重下降会导致患者面部变瘦，从而放疗使用的塑形膜不再合适，导致定位、摆位不准确，使照射靶区发生移位，影响治疗效果，甚至可能造成正常组织的损伤。但相反，也不能体重明显增加，增加体重塑形膜可能太紧导致患者呼吸困难，不舒服等情况也会影响治疗过程。

49. 放疗会影响患者的智力吗？

答：目前放疗是否能够影响患者的认知水平，智力发育以及神经功能障碍等存在很大的争议。患者发生脑肿瘤，后续的开颅手术、放疗和化疗等，加之人的正常组织会随着年龄的增加逐渐退化，各方面因素综合后会对患者的意识认知水平产生影响。放疗可能会加重这方面的副作用。另外，放疗剂量的不同可能也会产生不同影响，但最新的研究随访17.2年后低级别胶质瘤患者并未发现认知水平在高剂量放疗组更低。我们认为只要孩子身体素质符合上学的条件完全可以正常上学，接受过放疗的许多患者能够读到大学，甚至研究生。

50. 肢体活动不好，放疗期间可以康复训练吗？

答：可以，在不影响放疗的情况下可以适度进行康复训练。但必须在正规医疗单位的医生指导下进行。神经功能恢复是一个缓慢的过程，需要长时间的坚持。建议患者在放疗结束后进行有规划的康复训练。

51. 患者放疗期间是否会带给家人辐射？

答：不会。目前放疗是利用加速器进行治疗，射线只是在治疗的那一瞬间存在，放疗结束关机或患者离开治疗室后就不存在射线了，所以不会对周围产生任何辐射。但如果患者体内植入了放射性物质如PET-CT检查，骨扫描或者肿瘤内有放疗贴片或粒子等，这些情况是会对周围产生辐射的，需要进行有效防护，特别是对于孕妇和婴幼儿。

52. 放疗中血象低于多少要中断放疗？

答：单纯放疗一般不会引起严重的骨髓抑制，但当同时化疗或患者个人体质问题会出现严重的骨髓抑制。一般情况出现Ⅲ度骨髓抑制放疗应该暂停，Ⅰ～Ⅱ度抑制可以根据患者情况采取必要措施后能够继续放疗，如增强营养、给予口服生白药或者注射刺激因子等使血象维持在正常水平。

53. 放疗期间患者能开车吗?

答: 脑胶质瘤患者大多是癫痫起病,尤其是经过开颅手术脑损伤比较严重,放疗是否会引起癫痫目前未见报道。但是脑肿瘤患者在近期内不建议开车,开车过程中如果发生癫痫后果不堪设想。但如果停止服用抗癫痫药物后长时间未发现癫痫,在有人陪护的情况下可以考虑开车。

54. 放疗期间患者可以吃海鲜、喝茶吗?

答: 可以。脑肿瘤患者对饮食没有过多限制,和正常人进食一样,甚至因为能量比正常人消耗更多,所以需要更多的营养支持,高能量、高蛋白饮食都可以食用。对于喝茶也没有限制,根据自己身体条件进行调整。

55. 放化疗结束后多久复查?

答: 一般放疗后1个月进行首次复查,之后每3～6个月复查一次,根据肿瘤恶性程度随访时间不同,高级别脑胶质瘤3个月复查一次,低级别脑胶质瘤可以6～9个月复查一次。但个别情况需要随时复查,如出现新的神经功能障碍要及时复查,避免耽误治疗。

56. 外地患者可以在当地医院复查吗?

答: 可以,但如果方便尽量到治疗医院进行复查,因为医生不但要对术前、术后、放疗前、放疗后等一系列影像资料进行对比,还需要看患者的手术记录、住院记录以及用药情况等诸多信息,外院复查可能导致部分信息缺失而产生误判。

57. 手术后口服抗癫痫药物,一直没有癫痫发作,放疗后可以停药吗?

答: 癫痫症状的判断需要有经验的医师来确定,如果确定已经长时间没有发生过癫痫,可以在医生指导下逐渐减量,但不要立即停止服药。

58. 经过放疗后,肿瘤复发能否接受第二次放疗吗?

答: 视情况而定,肿瘤复发后首先要考虑能不能进行二次手术,无法手术的患者再考虑放疗，但能否放疗需要根据复发肿瘤的病理类型、级别、位置、首次放疗位置、靶区范围、放疗剂量、分割剂量、间隔时间以及患者的自身是否能够承受再次放疗等诸多因素综合考虑，还需要参考首次放疗计划和正常组织受量。总之，二次放疗情况复杂，疗效也不理想，需要权衡利弊，慎重选择。

59. 脑胶质瘤需要复查脊髓MRI吗？

答：一般不需要，脑胶质瘤90%的患者复发还是在原位附近，很少发生播散和远处转移。但个别多发、播散及脑膜转移的脑胶质瘤患者需要复查脊髓MRI，排除中枢播散的可能。

60. 复查MRI，报告总有"脑白质异常信号"，这个是放疗损伤吗？

答：不一定，脑白质病变大多是随着人的年龄增加逐渐出现的一种脱髓鞘退行性变。在MRI上表现异常信号，放疗可能会加重脑白质退行性变，但具体情况具体分析，是不是放疗导致的损伤需要咨询有经验的医生。

61. 放疗为什么能治疗胶质瘤？

答：放疗是利用一种或者几种电离辐射对肿瘤进行治疗。一是通过直接损伤，射线直接作用于有机分子而产生损伤，引起DNA分子出现断裂。二是间接损伤，人体组织内的水发生电离，产生自由基，这些自由基再与生物大分子发生作用，导致损伤。

62. 胶质瘤放疗目前主要采用什么技术？

答：常规采用三维适形放疗（3DCRT）、调强放疗（IMRT）及容积弧形调强放疗（VMAT），后两者目前最常用。以最大可能复发区域为靶区，保证周围正常组织可耐受情况下尽可能提高靶区剂量，提高肿瘤控制率的同时降低近期和远期毒副反应。

63. 胶质瘤放疗效果不佳可能有哪些原因？

答：肿瘤对于射线照射不敏感，胶质瘤放疗效果不佳的原因有很多，情况也很复杂，需要综合判断。如胶质瘤对射线不敏感、某些原因导致治疗中断、不恰当的放疗方案等，都可能造成放疗效果不佳。

64. 2级少突胶质细胞瘤是否必须放疗？

答：2级少突胶质细胞瘤属于低级别胶质瘤，临床治疗效果、预后相对较好。一般来说，对于体积较小的2级少突胶质细胞瘤，手术如果能够全切，患者年龄在40岁以下、IDH突变型和1p/19q联合缺失，可以暂时不加放化疗。但需要定期复查，如果肿瘤未能达到全切，仍应放疗或者化疗干预。

65. 什么是肿瘤假性进展？

答：在恶性胶质瘤放疗后，特别是联合替莫唑胺治疗后，在增强MRI上有时会出现原有增强病灶体积变大，甚至出现新的增强信号的现象。若这些增强信号影像未经任何治疗可逐渐消退，就可考虑为肿瘤假性进展，这一表现在影像上酷似肿瘤进展。假性进展多见于治疗结束后3个月内，为治疗相关的反应，与肿瘤进展无关，发生率与放疗剂量、联合化疗有关，是否与年龄、照射体积有关尚不明确。假性进展多无临床症状和体征，和传统概念的放射性坏死相比，即使不予治疗也可缩小或保持稳定。

66. 脑胶质瘤复发后是否需要再次放疗？

答：胶质瘤复发在临床上较为常见，放疗作为一种有效的治疗手段，在胶质瘤术后经常被采用，但是对于复发胶质瘤，因为多数胶质瘤在第一次手术后已经进行过放疗，如果复发距离放疗时间较短，再次放疗往往可能造成严重放射性损伤，引起明显的神经功能缺失。因此对于照射野内复发的胶质瘤，如果前期进行过放疗，距离复发时间又不是太长，可首先考虑手术，如不能行手术治疗，可以考虑化疗，暂不行放疗；对于从未行放疗的胶质瘤复发患者，应首选常规分次放疗。

67. 当地医院不具备三维适形或调强放疗的条件，且患者无法出行至大城市医院治疗怎么办？

答：在不具备开展三维适形或调强放疗的医院，常规普通放疗仍为必要的治疗选择。但为了患者治疗的效果，仍强烈建议去权威放疗中心进行放疗。

68. 放疗后患者可以拔牙吗？

答：胶质瘤患者接受放疗时，口腔也会受到直接或者间接的损伤，放疗后3年内一般不主张拔牙。因为放射线会损伤唾液腺，使唾液分泌减少，酸度增加，细菌便于繁殖，易形成放射性龋齿、牙龈红肿和齿槽溢脓等。此时拔牙，上述症状可能会诱发颌骨骨髓炎。

69. TOMO放疗是什么？

答：螺旋断层放射治疗系统（TOMO），集调强适形放疗、影像引导调强适形放疗、剂量引导调强适形放疗于一身，是目前世界尖端的肿瘤放疗设备。它能够在CT的引导下，360度聚焦断层照射肿瘤，能够在充分保护正常组织的基础上，提高靶区的治疗剂量，对髓母细胞瘤的治疗是较好的选择。但TOMO技术也有其缺点，如正常组织低剂量区更大。图15所示为TOMO放疗仪。

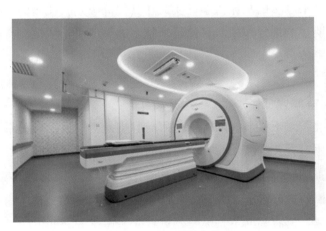

图15　TOMO放疗仪

70. 胶质瘤术后必须化疗吗？

答：化疗作为胶质瘤治疗的主要组成部分，在胶质瘤治疗中起着十分重要的作用，但并不是所有的胶质瘤患者术后均需要化疗，对于WHO I级胶质瘤术后一般认为无需化疗；对于WHO II级低级别胶质瘤，目前有越来越多的循证医学依据证实此级患者可能会从化疗中受益，但这也并不是所有患者都有可能从中受益，对于Ⅱ级胶质瘤，如果手术能够达到全切，并且患者年龄＜40岁，可以不化疗。高级别胶质瘤一般在术后均推荐化疗，但有化疗禁忌证的患者除外。所以明确胶质瘤的某些生物学特性对于选择最适合化疗的患者，采取个体化治疗意义较大。

71. 如何评判胶质瘤放化疗的效果？

答：从影像学来看，完全缓解是指肿瘤完全消失；部分缓解是指肿瘤缩小50%以上；稳定是指肿瘤缩小或者增大不超过25%；如果肿瘤体积增大25%称为进展。除了从影像学上评判外，还需要从随访患者的无进展生存时间和总生存时间上评判。

72. 替莫唑胺是什么样的化疗药？

答：替莫唑胺是一种口服化疗药，副作用较其他治疗胶质瘤的化疗药物小，剂型为胶囊，服用方便。目前国内批准的适应证为胶质母细胞瘤和间变星形细胞瘤，但目前越来越多的临床试验证实，在其他低级别胶质瘤的治疗上，替莫唑胺也有着非常明显的治疗作用。目前越来越多的循证医学依据支持替莫唑胺成为胶质瘤的一线用药。

73. 替莫唑胺是否适合于复发胶质瘤？

答：替莫唑胺对于胶质瘤的治疗作用与肿瘤是否复发没有关系。但是如果首次术后化疗曾用过替莫唑胺治疗，治疗时间不长且在用药期间复发，往往提示替莫唑胺的效果不明显，复发后常需改用其他化疗方案。如与其他类型的化疗药物联合或者改变替莫唑胺的常规用法，增加用药频率和剂量等。

74. 少突胶质细胞瘤是否需要化疗？

答：少突胶质细胞瘤属于低级别胶质瘤，临床治疗效果、预后相对较好，化疗是胶质瘤治疗的一项重要治疗方法。但对于体积较小的肿瘤，手术如果能够全切，也可以不化疗。但如果未能达到全切、年龄大于40岁的患者，建议也可加用放疗和/或化疗。

75. 替莫唑胺治疗胶质瘤最长服用需多久？

答：替莫唑胺副作用相对较小，一般治疗胶质瘤建议采用5/28方案，服用6～12个周期。对于患者带瘤状态下，服用替莫唑胺过程中无明显并发症，肿瘤控制良好的，可以适当延长治疗周期。

76. 化疗对胶质瘤有效吗？

答：胶质瘤是一种治疗起来比较困难的疾病。首先肿瘤的生长特点造成肿瘤很难做到组织学上的全切，胶质瘤细胞对于化疗药的敏感性也有限。另外，血脑屏障的存在也影响了化疗药物的疗效。但是这并不是说化疗对于胶质瘤没有价值。现在随着对胶质瘤认识的不断深化，胶质瘤的个体化治疗使患者的受益不断加大。采用分子病理对患者肿瘤的生物学特性的认识，以及新型化疗药物、靶向药物的不断发明，同步放化疗的给药方式，使胶质瘤患者的治疗效果明显改善。因此，化疗已经成为胶质瘤治疗中不可或缺的一部分。但是，胶质瘤的化疗应该立足于个体化的综合治疗。

77. 化疗为什么能治疗胶质瘤？

答：化疗是通过使用化疗药物，影响肿瘤细胞的分裂增殖，增加细胞的凋亡，从而控制肿瘤的生长，有效地控制胶质瘤。

78. 儿童脑胶质瘤是否可以化疗？

答：儿童对于化疗药的耐受性优于成人。化疗是儿童脑胶质瘤治疗的重要组成部分，尤其在髓母细胞瘤的治疗中起着举足轻重的作用。

79. 如果提高放疗剂量，是不是能更好地控制肿瘤？

答：国外有研究将超过600例的患者随机分成60Gy和70Gy组，总生存期没有差异，中位生存期分别为9.3个月和8.2个月，高剂量组反而降低，因此剂量不一定是越高越好。在一定的剂量范围内，增加照射剂量可以获得生存优势，但在常规放疗总剂量大于60Gy后，未显现益处，放射性脑损伤的概率却显著增加。

80. **胶质瘤化疗的副作用很大吗?**

答:目前胶质瘤治疗的一线药物为替莫唑胺,这是一类副作用较小的药物,出现严重不良反应的可能性极小。另外,由于替莫唑胺对于MGMT(O^6甲基鸟嘌呤DNA甲基转移酶)非甲基化的胶质瘤疗效不如MGMT甲基化的胶质瘤患者疗效好,所以对于MGMT无甲基化的患者有时会采用二线方案,如替尼泊苷、伊立替康、依托泊苷、长春新碱、顺铂和丙卡巴肼等药物治疗,这些化疗药物增加了化疗的副作用,但目前针对化疗药物毒性,降低化疗药物毒性的辅助性药物效果较好,从而使绝大多数患者都能够耐受化疗,安全化疗有了保障。

81. **化疗期间饮食方面有什么要求?**

答:无特殊要求,但尽量要做到清淡饮食,注意饮食中高蛋白、高维生素、多饮水,多进食新鲜的蔬菜水果。

82. **Gliadel是什么药物?**

答:Gliadel是20世纪90年代发明的一种生物可降解聚合物包裹的卡莫司汀药膜。可放置于肿瘤切除后瘤周的脑组织壁上,作为一种局部化疗的药物用于治疗高级别胶质瘤。

83. **什么是手术植入性化疗?**

答:手术植入性化疗是将化疗药物埋植在可以吸收的基质中,后者被贴附在肿瘤残腔表面。这种办法使得化疗药物能就近持续释放。这种制剂的确可以延长患者的生存期,但同时也会伴发严重的副作用,如脑肿胀等。卡莫司汀植入膜剂是这类药物的代表,已于2003年被美国食品药品监督管理局(FDA)批准用于恶性胶质瘤的一线治疗,但在国内应用较少。

84. **月经期可以进行化疗吗?**

答:月经期对于化疗无明显影响,可以在月经期进行正规化疗。

85. **胶质瘤患者什么情况下不适合化疗?**

答:WHO Ⅰ级的胶质瘤术后;肝肾功能较差;重度骨髓抑制;重度感染没

有控制；胶质瘤终末期。

86. 胶质瘤化疗会掉头发吗？

答：并不是所有的化疗方案都会掉头发。替莫唑胺脱发的副作用就很少见。使用卡莫司汀、尼莫司汀、洛莫司汀等药物出现脱发的概率也很小。但如果采用二线方案，如依托泊苷、替尼泊苷、伊立替康、长春新碱等药物，出现脱发的概率就会明显提高。

87. 胶质瘤化疗都需要用保肝药吗？

答：目前胶质瘤化疗最常用的药物是替莫唑胺，这种药物的肝脏毒性并不大，早期服用替莫唑胺不需要使用保肝药物。但是长期服用替莫唑胺也可能会引起肝脏不同程度的损害，尤其是采用替莫唑胺剂量密集疗法治疗胶质瘤，肝功能出现损害的可能性会更大。另外采用其他静脉化疗药物出现肝功能损害的可能性还是比较大的，临床上还是习惯预防性使用保肝药物，以免耽误治疗。

88. 替莫唑胺的最常见副作用是什么？

答：替莫唑胺最常见的副作用是消化道反应，如食欲缺乏、恶心、呕吐等，但程度并不严重，多数服用镇吐药后能够耐受。除此之外，骨髓抑制（血细胞减少）也是另外一个常见的并发症。

89. 化疗能让肿瘤消失吗？

答：化疗能够让肿瘤消失当然非常理想，但实际上通过化疗使肿瘤完全消失的比例是很低的。因此通过化疗可抑制肿瘤的生长，在一定程度上减小肿瘤的体积，为其他治疗创造条件，同时改善患者的生存质量，延长患者的寿命。

90. 化疗期间应该注意什么？

答：化疗期间由于化疗药物的影响，患者免疫力会下降，因此应尽量避免感冒，避免进食生冷的食物，注意多饮水，进食高蛋白、高维生素食物。

91. 化疗后应注意什么?

答:化疗结束后患者经常会有食欲缺乏、血象降低和免疫力下降等情况。因此,在化疗结束后,应该注意加强营养,定期复查血常规、肝功能、肾功能。适当增强体育锻炼。如果血象低、肝功能异常还应适当采取药物治疗。

92. 什么叫替莫唑胺的剂量密集方案?

答:替莫唑胺的剂量密集方案给药方式有很多,但原则就是通过加大替莫唑胺的给药频率和给药总量,用来提高某些替莫唑胺耐药患者的治疗效果。剂量密集方案有:隔周方案、3周方案和每日方案。虽然剂量密集方案对于某些采用 Stupp 5/28 方案失败的病例也可能表现出一定的效果,但由于证据级别比较低,目前并没有被列为指南推荐。

93. 脑胶质瘤化疗后粒细胞减少怎么办?

答:脑胶质瘤化疗后患者可能会出现粒细胞减少,但程度一般都不重,白细胞下降可引起一部分患者免疫力下降。有些患者可能会出现发热,但多数能随着时间的推移逐渐恢复正常,但也有一部分患者血象下降严重,恢复较慢,可以皮下注射重组人粒细胞集落刺激因子。对于骨髓抑制相对不重的粒细胞减少,可以口服鲨肝醇、利血生等生血药物。

94. 放疗或化疗后白细胞减少会带来什么危害?

答:白细胞计数过低导致患者细胞免疫力下降,容易发生感染,还会带来其他许多后续问题,必须引起充分重视。

95. 放疗或化疗后患者出现白细胞计数低需要注意些什么?

答:如果白细胞计数轻度降低,不需要惊慌,除了适当口服生血药物外,对生活没有过多的限制;但如果白细胞计数严重降低,应尽量避免去一些人多的公共场所,以免感染,并需要加用粒细胞集落刺激因子进行生血治疗。

96. 胶质瘤化疗期间患者便秘是什么原因?

答:5-羟色胺3的受体拮抗剂的常见副作用就是便秘。因为胶质瘤化疗中使用最多的镇吐药就是5-羟色胺3的受体拮抗剂，所以会经常出现便秘症状，随着停药，便秘症状会逐渐消失。

97. 胶质瘤化疗后出现血小板数量减少怎么办？

答：轻度血小板数量降低无须紧张，口服升血药物随着时间很快就能升至正常；严重的血小板减少可能会有出血的危险，应避免剧烈活动和受伤，应用造血生长因子，白介素-11和血小板生成素可使化疗后血小板数量减少的时间显著缩短。如血小板计数低于$40×10^9/L$并有可能继续下降时，可考虑使用。如果血小板进一步下降，有可能发生出血危险，还应输注血小板。

98. 胶质瘤化疗过程中病情加重是什么原因？应该怎么办？

答：胶质瘤化疗过程中，患者症状可能会出现加重的情况。一方面有可能是患者不能耐受化疗，表现为食欲下降和精神萎靡等，严重的可出现恶心呕吐，检查血象会有重度的骨髓抑制，或者出现中重度的肝肾功能异常。如果出现以上情况，需要及时停止化疗，纠正各项异常指标。如果患者出现意识状态差、头痛或恶心呕吐加重，肢体活动、感觉、语言障碍加重、癫痫频繁，往往提示肿瘤有进展，需要及时复查头颅增强MRI。如有出现疾病进展，需及时采取措施，如有手术机会，应及时手术；如无手术机会，应考虑更换化疗方案。

99. 脑胶质瘤化疗需要多少疗程？

答：一般来说，采用替莫唑胺作为胶质瘤术后的辅助化疗需要6～12个周期。但是要根据患者的耐受性以及复查增强MRI的情况，观察是否需要更换化疗方案。其他治疗方案的周期要根据患者的病情和身体状况而定。

100. 贝伐珠单抗在治疗胶质瘤中的作用是怎样的？

答：①贝伐珠单抗能够提高复发的恶性胶质瘤患者的中位无进展生存时间。②贝伐珠单抗能够明显改善部分复发恶性胶质瘤患者的症状。③目前3期临床试验结果不推荐贝伐珠单抗用于新诊断的胶质母细胞瘤。④贝伐珠单抗不能延长胶质母细胞瘤患者的总生存时间。

101. 什么是化疗泵？

答：化疗泵是一种埋在头皮下与颅内相通的储液囊，远端与脑室或者瘤腔相通，通过化疗泵可以将氨甲蝶呤或者阿糖胞苷直接注射到肿瘤周围，起到局部化疗的作用。主要用于胶质瘤发生脑室播散或者椎管内播散。

102. 胶质瘤的动脉介入化疗是怎样的？

答：动脉介入化疗是将化疗药物由供血动脉送到要治疗的胶质瘤附近。理论上是将药物通过选择性的动脉给药，加大胶质瘤周围的药物浓度，同时可以降低给药的总量，降低化疗毒性，增加治疗效果。但事实上目前介入化疗并没有取得比单纯静脉化疗和口服化疗药物更有效的治疗结果，而且动脉穿刺还造成了一定的创伤，增加了很多其他并发症的可能，属于已接近淘汰的技术。

103. 影响化疗效果的因素有哪些？

答：肿瘤对化疗药物的敏感性、血脑屏障的存在、患者对于化疗药物的耐受性都会影响到最终的化疗效果。

104. 服用替莫唑胺后发生呕吐，是否需要补服？

答：服用替莫唑胺后，有些患者会出现呕吐。如果是15分钟以内呕吐，胶囊往往还没有完全溶解，如能断定服用的替莫唑胺已经全部吐出，建议补服；如果超过15分钟，建议不要补服，因为胶囊已经遭到破坏，部分药物已经被吸收，补服的剂量不容易计算。

105. 推荐胶质母细胞瘤患者进行同步放化疗的依据是什么？

答：欧洲癌症研究治疗组织（EORTC）和加拿大国立癌症研究院（NCIC）的大规模Ⅲ期临床试验证实，多形性胶质母细胞瘤（GBM）患者在术后标准放疗联合替莫唑胺（TMZ）同步化疗后继以6周期TMZ辅助化疗，中位生存期从12个月增加到14.6个月，2年生存率由10.4%提高到26.5%，5年生存率由1.9%上升到9.8%。美国国家综合肿瘤网（NCCN）指南、欧洲恶性胶质瘤指南、加拿大GBM共识以及中国胶质瘤治疗指南等均将GBM的术后替莫唑胺同步放化疗作为标准治疗方案。

106. 替莫唑胺同步放化疗的效果何时评估？

答：一般第一次评估在替莫唑胺同步放化疗后1个月，以后每3个月进行临床和影像学的评估。放疗结束后需要加辅助化疗，对于治疗中有持续改善的患者可以考虑延长治疗周期。

107. 替莫唑胺同步放化疗之后肿瘤仍在进展怎么办？

答：患者在放疗和化疗综合治疗后肿瘤仍然有进展，出现了临床症状，或增强病变短期快速增大，如果有手术指征，原则上应尽早考虑手术治疗，以免发生神经功能损伤。如病变部位不适合手术，也应行立体定向活检术，明确病变为放射性损伤还是胶质瘤进展。如为肿瘤进展，应考虑更换化疗方案。如病理证实病变主要为坏死灶，则有理由继续替莫唑胺辅助化疗。

108. 胶质瘤化疗的风险大吗？

答：化疗是通过使用化疗药物，抑制肿瘤的分裂和增殖，但化疗在起治疗作用的同时，对于分裂增殖快的组织细胞会造成一定的损伤。不同的化疗方案引起的副作用也不一样，但是只要把握好化疗指征，化疗前做好充分的准备，治疗还是比较安全的，出现极端风险的概率并不大。

109. 有些化疗患者会发热是什么原因？

答：患者发热原因很多，但是化疗过程中或者化疗后出现发热多数是由于患者骨髓抑制严重，白细胞计数下降明显，免疫力下降，发生感染所致。因此化疗患者重度骨髓抑制粒细胞严重缺乏出现感染后可能会出现发热，严重时体温可能升高到39℃甚至40℃以上。

110. 化疗患者骨髓抑制后出现发热怎么办？

答：如果由于患者骨髓抑制后，出现感染会导致患者发热。首先应当减少患者与过多的人接触。因为患者的免疫力较低，呼吸道病菌很容易对其造成感染。除此之外，应当多饮水，加强营养，适当使用抗生素和解热药物，加强生血治疗。但如果患者体温较高，并且控制不佳，血象检查显示严重骨髓抑制，就需要住院治疗。入住洁净病房，进行血、痰细菌培养及药敏检查，选择敏感抗生素，并需要皮下注射重组人粒细胞集落刺激因子。

111. 化疗后胶质瘤患者肿瘤不缩小怎么办？

答：化疗的目的是控制肿瘤的生长，即使相同病理级别的胶质瘤对于药物的敏感性也可能是不一样的，所以肿瘤复发过程中使用化疗药物后肿瘤未发生明显缩小，但也未见肿瘤明显生长，这种情况较为常见，此种治疗效果在临床上被称为无进展生存，也就是带瘤生存状态，是胶质瘤治疗有效的一种情况。但治疗后肿瘤进行性增大，可考虑换用其他治疗方案。

112. 化疗后为什么会出现掉头发？

答：由于绝大多数的抗肿瘤药物在杀伤肿瘤细胞的同时，对于增殖力旺盛的细胞也具有杀伤作用。其中造血细胞、消化道黏膜细胞和毛囊细胞更容易受到损伤。主导毛发生长的毛囊细胞受损后容易引起脱发。掉头发是一种常见的副作用，但是并不一定都发生，而且因药物不同，脱发范围、程度也不尽相同，有些药物并无影响，有些药物却能使头发全掉光，有些药物则只是轻微掉头发，使头发变得比较稀疏而已。常用的胶质瘤化疗药中易引起脱发的有依托泊苷、长春新碱、替尼泊苷和伊立替康等。另外，毛发脱落可能发生在身体的每一个部位，并不只限于头部，眉发、腋毛、腿毛甚至阴毛都可能受影响。对于化疗导致的脱发，完全属于暂时现象，化疗结束后头发还会逐渐重新生出来。

113. 如何正确对待放化疗的效果？

答：虽然放化疗对于胶质瘤的生长会出现不同程度的抑制作用，患者病情也可能因为肿瘤的缩小而得到缓解，但治疗的结果会因为每个人的治疗差异而不同。这些治疗旨在尽可能延长患者的生存时间，但未必能改变患者目前的生存质量，如视力丧失或者偏瘫。因此在胶质瘤治疗前，应该学会正确看待胶质瘤放化疗的效果。

114. 化疗中途停药会不会产生耐药性？

答：恶性胶质瘤的化疗一般是在术后和同步放化疗结束以后，再加6个周期的替莫唑胺5/28方案。但是由于某些原因，并不是所有的患者都能足周期完成。

如果不能完成，一般也不会因为未完成治疗计划而出现耐药性。但为了保证治疗效果，还是推荐患者尽量完成化疗周期。

115. 化疗过程中可能会用到的药物有哪些？

答：抗生素可预防免疫力下降而导致的感染；糖皮质激素用于减轻手术或者放疗前后脑肿瘤周围的水肿；抗惊厥药物用于治疗癫痫；镇吐药用于缓解化疗药物引起的恶心、呕吐症状；通便药用于治疗便秘；肝功能保护药用于治疗药物引起的肝功能损伤等。

116. 化疗患者分泌物如何处理与保护？

答：化疗后大约需要7天才能通过体液（如尿液、粪便、呕吐物、精液和阴道分泌物等）将化疗药物完全排出体外。因此，在化疗期间或化疗结束后一周内在处理患者的呕吐物、尿、便时建议戴手套，同房时建议使用安全套。

117. 胶质瘤化疗耐药性是怎么回事？

答：肿瘤细胞的耐药性限制了化疗效果的提高，常导致治疗失败。抗肿瘤药物耐药是一个复杂的问题，涉及基础和临床研究的许多方面。不同肿瘤细胞对同一种药物可能有不同的耐药机制，而一种肿瘤对一种药物也可能产生多种耐药机制。为了成功地克服临床上肿瘤耐药性，应首先确定该肿瘤的耐药机制，必要时联合应用多种拮抗剂或治疗手段。

118. 放疗早期患者症状加重是什么原因？

答：通常发生于放疗后头几天，出现头痛、发热、嗜睡和原有的局部症状加重。如果排除肿瘤复发，多为急性放疗反应，一般可以通过脱水、激素治疗后症状减轻或者消失。

119. 有的胶质瘤患者放疗后数周或者数月后出现症状加重是什么原因？

答：如果排除肿瘤复发的原因，多为放疗所导致的迟发性反应。一般通过适当的对症治疗可以自行恢复，皮质激素常可以使病情改善。

120. 有的胶质瘤患者放疗数年后出现智力低下、记忆力差、认知障碍和走路不稳等是什么原因？

答：排除肿瘤复发的原因，常是局部放射性脑损伤或者弥漫性放射性脑损伤。病理变化为血管内皮损伤和破坏，形成血栓及纤维化等改变，造成血管腔阻塞，使脑组织缺血、软化和坏死，周围胶质细胞肿胀变性，修复性胶质细胞增生，出现脑坏死局部占位性改变或者囊性退行性病变，又称为脑白质病，是一种白质的迟发性反应。

121. 贝伐珠单抗治疗复发胶质母细胞瘤的疗效如何？

答：美国FDA在2009年5月9日批准贝伐珠单抗可应用于复发性胶质母细胞瘤的治疗。贝伐珠单抗单一或者联合用药治疗复发高级别胶质瘤能改善患者无进展生存期。目前研究认为，贝伐珠单抗能够明显提高复发胶质母细胞瘤患者的生存质量，增加复发胶质母细胞瘤患者的无进展生存时间，但对于总生存时间无明显改善。

122. 胶质瘤患者放化疗后体力下降、疲乏是什么原因？

答：放化疗期间，患者由于受射线照射或者化疗后，患者免疫力下降、血细胞减少、食欲减退，所以放化疗治疗后可能会出现某些不适症状。随着治疗结束，这些症状逐渐会消失。

123. 胶质瘤化疗都有哪些注意事项？

答：①密切注意毒性和副作用，恶心、呕吐等胃肠道反应，可应用镇吐剂。②化疗可引起脑水肿、出血及颅内压增高，应及时应用脱水剂及大剂量激素，手术切除肿瘤后再化疗较为安全。③抗肿瘤药物大多可引起骨髓抑制，每周需检查白细胞与血小板，如白细胞计数降低或出现出血倾向应当停药。④定期检查肝功能、肾功能，防止肝肾功能受损。⑤化疗同时应当配伍使用提升白细胞的药物，也应继续维持好患者的营养状态。

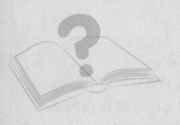

其他治疗篇

胶质瘤作为难治性肿瘤目前依然是肿瘤治疗的难点，虽然目前胶质瘤治疗的技术及方法日益进步，但对于部分胶质瘤患者的治疗效果仍不是很理想。因此，各学科的科学家对于胶质瘤的治疗也进行了多方位的探索，从而发明了一系列治疗肿瘤的新设备和新方法，以期得到较好的治疗效果，但是目前多数新技术的效果并不令人满意，很多仅停留在实验阶段，在各种权威治疗指南中并没有被推荐。中医目前在国内也时常被应用到胶质瘤的治疗中，但目前由于在循证学上的证据不足，尚有待进一步研究。

1. 什么是TTFields治疗？

答：肿瘤电场治疗（tumor treating fields，TTFields）是一种无创的通过低强度中频交变电场抑制肿瘤细胞有丝分裂发挥抗肿瘤作用的治疗方法。可用于脑胶质瘤的TTFields系统是一种便携式设备，通过贴敷于头皮的电极片产生治疗肿瘤的电场进行抗胶质瘤治疗。这种治疗方法于2011年就通过FDA审批成功正式在美国上市，2018年又被写入我国卫健委颁布的《脑胶质瘤诊疗规范（2018年版）》，这是继手术、放疗和化疗以后的新的一种治疗胶质母细胞瘤的Ⅰ类推荐治疗。图16为TTFields治疗设备。

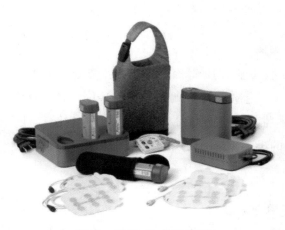

图16　TTFields治疗设备

2. **目前肿瘤电场治疗的适应证和禁忌证分别是什么?**

答：适用于幕上经组织学确诊的成年人（≥22周岁）新诊断和复发的胶质母细胞瘤患者。国家卫健委颁布的《脑胶质瘤诊疗规范（2018年版）》建议TTFields适用于新发GBM（1级证据）和复发高级别脑胶质瘤的治疗（2级证据）。

禁忌证：①体内存在有效的植入式医疗设备、脑部颅骨缺损或子弹碎片；②对导电水凝胶过敏；③怀孕、可能怀孕或正在备孕的患者。

3. **TTFields的治疗效果如何?**

答：对于新诊断的GBM患者来说：EF-14研究结果显示：TTFields＋替莫唑胺（TMZ）联合使用的中位总生存期为20.9个月，比TMZ单用的16.0个月延长4.9个月，5年生存率由5%增加到13%。每天接受TTFields≥18小时的患者的生存期比每天＜18小时的患者更长（分别为22.6个月和19.1个月），每天佩戴22小时以上的患者生存获益最大，五年生存率高达30%。对于复发的GBM患者来说：EF-11研究结果显示：TTFields和化疗治疗复发GBM的疗效相当，分别为6.6个月和6.0个月，但TTFields组的安全性和生活质量较好。真实世界注册数据显示：接受TTFields治疗的复发GBM患者的中位总生存期为9.6个月。

4. **TTFields的作用机制是什么?**

答：TTFields的抗有丝分裂作用是通过电场对带电的或极化的物质起干扰作用，如微管或Septin蛋白纤维。这些改变引起了有丝分裂灾难，导致肿瘤细胞无法顺利完成有丝分裂的过程，从而引起癌细胞的一系列程序性凋亡。

5. **TTFields主要应用在哪类患者?**

答：根据国家卫健委发布2018版《脑胶质瘤诊疗规范》：新诊断GBM，KPS≥60，无论年龄是否大于70岁，无论MGMT启动子是否甲基化，同步放化疗＋TMZ＋TTFields均作为1级证据推荐。复发GBM，无论弥漫/多灶/局灶，TTFields均作为2级证据推荐。最新的NCCN指南使用原则与我国卫健委胶质瘤诊疗规范一致。

6. **患者接受TTFields的简易流程?**

答：①有意向接受TTFields的患者→②复查MRI增强扫描→③将MRI影像学

资料交给主管医生→④通过肿瘤电场治疗计划系统制订治疗计划，生成电极贴片位置图→⑤粘贴电极贴片，开始TTFields→⑥每周更换两次电极贴片，完成头皮护理→⑦定期从主机提取治疗数据，完成依从性分析，并根据后续复查的MRI调整治疗计划→⑧根据新的电极贴片位置图粘贴电极贴片，继续TTFields。

7. 新发胶质母细胞瘤患者使用TTFields疗程是多少？

答：在EF-14临床研究中，新诊断GBM的患者使用TTFields＋替莫唑胺治疗时，试验设计的使用时间为：一直使用直到疾病第二次进展或最长24个月，实际中位治疗时间为8.2个月（0～82个月），为了得到最佳的治疗反应，每天使用TTFields至少22小时。若每天使用TTFields不足22小时，则会降低治疗反应的机会。在完成至少整4周的治疗以获得对治疗的最佳反应之前，请勿停止使用TTFields。若治疗不足4周，则会降低您对治疗反应的机会。

8. 当肿瘤出现进展时，TTFields是否停止？

答：①如果只有放射学的进展，TTFields的治疗不应该停止。TTFields只会在以下情况中停止：发生设备相关的严重不良反应事件；研究者认为临床和功能性疾病恶化会阻碍继续治疗；治疗24个月后或发生第二次进展。②发生临床进展和/或不可接受的毒性时，建议继续TTFields，并把TMZ替换成二线最佳治疗方案（如二次手术、局部放射治疗、二线化疗或上述任何一种方案联合治疗）。

9. TTFields有哪些主要不良反应，如何处理？

答：单独使用TTFields时最常见的副作用是头皮反应：主要为皮肤过敏、发红、发痒、皮疹、水泡、轻微灼伤和接触性皮炎等，严重者有糜烂、感染和溃疡。通过彻底的清洁皮肤减少感染机会；剃头时轻柔操作减少头皮的损伤；并且时刻保持头皮的干爽等可减少不良反应发生。

出现头皮副反应的处理原则依次是：①轻微的头皮反应在局部应用糖皮质激素（如氯倍他索、倍他米松等）和/或短时间休息后均可缓解。②严重的头皮反应可以局部使用抗生素软膏或经细菌培养后使用敏感抗生素控制。③可以采用调整电极贴片位置或局部剪除敷料的方法使局部头皮休息并有利于局部用药治疗。

所有的皮肤不良反应都是可逆的。

10. 患者进行影像检查（MRI/CT）时是否需要移除电极贴片？

答：患者在进行检查（X光、CT扫描和MRI）需要移除电极贴片。将电极贴片保留可能导致头部受伤，并可能在图像上产生伪影，影响扫描结果。

11. 接受TTFields的患者可以靠近其他人吗？

答：对于接受电场治疗的人来说，在接近他人方面不存在任何限制。该设备已根据EN ISO 60601-1进行了电磁兼容性（有源和无源）测试。这意味着当设备处于工作状态时，在其附近没有发现明显的电场或磁场。从科学的角度来看，TTFields不会到达大脑幕上区域以外的身体区域，也不会到达其他人。

12. 伽马刀治疗胶质瘤效果怎么样？

答：伽马刀是一种放射外科治疗方法，是一种融合现代计算机技术、立体定向技术和外科技术于一体的治疗性设备，它将钴-60发出的伽马射线几何聚焦，集中照射于病灶，一次性、致死性地摧毁靶点内的组织。然而，胶质瘤治疗指南并没有把伽马刀作为常规治疗，这是因为伽马刀虽然能杀灭胶质瘤细胞，但是伽马刀治疗后，如果再接受常规放疗，会明显增加发生放射性损伤的概率。胶质瘤生长方式决定了单纯靠伽马刀不能将含有胶质瘤的区域包含在照射野内。如果不加行普通放疗，就会漏过周围已经发生肿瘤侵犯但在影像上尚未表现出来的病灶，肿瘤发生短期复发，以至于影响到患者的生存时间。图17所示为伽马刀治疗设备。

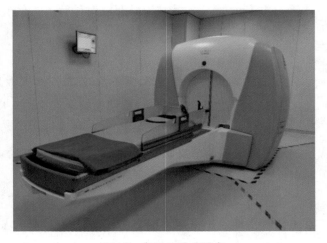

图17　伽马刀治疗设备

13. 分子靶向治疗的效果如何?

答:目前采用靶向药物治疗各种恶性肿瘤已成为肿瘤治疗的热点,对于靶向治疗胶质瘤也不断出现新的治疗成果。现在一般不把靶向治疗作为初发胶质瘤术后的首选治疗方案,多数在胶质瘤复发后使用。目前在临床上使用的主要是VEGFR-TK抑制剂(贝伐珠单抗),已经得到FDA批准,现已证实,贝伐珠单抗能够提高恶性脑胶质瘤复发以后的无进展生存时间,改善患者的生活质量,但不能提高总生存时间。

14. 靶向治疗费用如何?

答:目前靶向治疗费用较高,并且基本是自费药物,每个周期治疗费用多在2万左右。因为靶向药物的副作用相对较小,患者耐受性良好,如果治疗效果好,常需要多周期治疗,所以整体治疗费用会较高。

15. 生物治疗对胶质瘤的效果如何?

答:生物治疗技术是一项新兴的肿瘤治疗技术。此项技术先后经历五个发展阶段,即淋巴因子激活的杀伤细胞(LAK)阶段、肿瘤浸润淋巴细胞(TIL)阶段、细胞因子诱导的杀伤细胞(CIK)阶段、树状突细胞(DC)阶段及双克隆免疫细胞(DC-CIK)阶段。但生物治疗对于胶质瘤的治疗目前还没有达到公认的疗效,胶质瘤治疗指南也没有将生物治疗列入胶质瘤的常规治疗方法。

16. 什么是肿瘤免疫治疗?

答:肿瘤免疫治疗应用免疫学原理和方法,通过提高肿瘤细胞的免疫原性和效应细胞杀伤的敏感性,唤醒和增强患者本身抗肿瘤免疫应答,并应用相应免疫效应细胞和效应分子,经体外扩增后回输至患者体内,协同机体免疫系统来特异性的定位和清除肿瘤细胞,是一种崭新的治疗策略。

17. 肿瘤的免疫治疗主要包括哪几种方案?

答:免疫治疗主要包括主动免疫治疗(肿瘤疫苗等)、被动免疫治疗(嵌合抗原受体T细胞免疫疗法、细胞因子等)、其他免疫治疗(溶瘤病毒等)。

18. **脑胶质瘤免疫治疗包括哪几种方案？**

答：近年来脑胶质瘤的免疫治疗进展集中在免疫检查点抑制剂、嵌合抗原受体T细胞（chimeric antigen receptor T-cell，CAR-T）治疗、免疫调节药物以及溶瘤病毒等方面。

19. **什么是肿瘤免疫检查点？**

答：免疫检查点是人体免疫系统中起保护作用的分子，可防止T细胞过度激活导致的细胞因子风暴。肿瘤细胞过度表达免疫检查点分子，抑制人体免疫系统反应，逃脱免疫监视与杀伤，从而促进肿瘤细胞的生长。

20. **什么是主动免疫治疗？**

答：主动免疫治疗主要是利用肿瘤抗原的免疫原性，采用各种有效的免疫手段，使宿主免疫系统产生针对肿瘤抗原的抗肿瘤免疫应答。

21. **肿瘤疫苗包括哪些？**

答：肿瘤疫苗主要包括树突状细胞疫苗、肿瘤细胞疫苗等。

22. **树突状细胞疫苗包括哪些？**

答：树突状细胞是体内最重要、唯一能够激活初始型T细胞的抗原提呈细胞，是启动、调控并维持免疫应答的中心环节。树突状细胞疫苗包括：胶质瘤抗原肽致敏的树突状细胞疫苗、肿瘤裂解产物致敏的树突状细胞疫苗、胶质瘤细胞RNA负载的树突状细胞疫苗和肿瘤干细胞致敏的树突状细胞疫苗等。

23. **肿瘤细胞疫苗包括哪些？**

答：肿瘤细胞疫苗主要包括新城疫病毒体外感染的肿瘤细胞疫苗、热休克蛋白诱导的肿瘤细胞疫苗和基因修饰的肿瘤细胞疫苗等。

24. **什么是胶质瘤的被动免疫治疗？**

答：被动免疫治疗是给机体输入外源性的免疫效应物质，包括抗体、细胞因子、免疫效应细胞等，有这些外源性的免疫效应物质在体内发挥抗肿瘤效果，该方法不需要依赖宿主自身的免疫状态。

25. 什么是抗体特异性肿瘤免疫治疗？

答：脑胶质瘤特异性表面受体可以作为免疫治疗的候选靶点，由于抗体能够与细胞表面受体特异性结合，因此可以作为免疫治疗的有力工具。

26. 抗体特异性肿瘤免疫治疗包括哪些方法？

答：①未标记抗体：利用单克隆抗体是体内靶向肿瘤抗原的方式之一。如利妥昔单抗治疗淋巴瘤、曲妥珠单抗治疗乳腺癌等。②放射性标记抗体：为了提高抗肿瘤单克隆抗体的治疗效果，可以将其作为载体直接向肿瘤输送一定剂量的毒素或者放射性核素，达到治疗效果。

27. 什么是嵌合抗原受体（CAR）？

答：随着基因工程的发展，通过重新结合单克隆抗体和T细胞表面受体，利用高度特异和亲和力的肿瘤抗原单克隆抗体联合强有力的效应T细胞目前已成为可能，这一结合即产生了嵌合抗原受体T细胞（CAR-T）。

28. CAR-T治疗胶质瘤的特异性抗原有哪些？

答：肿瘤特异性抗原是CAR-T治疗需要首要考虑的问题。只有找到肿瘤特异性的抗原，制备的CAR-T方能精确定位肿瘤细胞并将其杀死。然而，目前在胶质瘤中，CAR-T治疗效果较明确的抗原还相对较少。目前主要包括白介素-13受体α、表皮生长因子受体和酪氨酸激酶蛋白受体ERBB2等。

29. CAR-T治疗脑胶质瘤尚有哪些难点与挑战？

答：①肿瘤异质性是目前实体肿瘤化疗和免疫治疗的重点和难点。尽管近年来在胶质瘤病理学尤其是分子病理分型上取得了一些进展，但其对免疫靶向治疗并无明确的指导意义。肿瘤的异质性不仅存在于不同病理学级别或不同分子类型的胶质瘤之间，也存在于同一肿瘤的不同肿瘤细胞之间。②CAR-T到达并浸润肿瘤是治疗胶质瘤的前提。目前大多数CAR-T的给药方式为经静脉注射，尽管CAR-T作为自体T细胞在注射后可在脑肿瘤中发现其分布，然而其到达形式和分布情况目前仍不十分清楚。③安全性是目前CAR-T治疗各种肿瘤的主要问题。近期，多项研究报道了CAR-T治疗中发生细胞因子释放综合征导致高热甚至死亡的病例。其原因可能与肿瘤异质性和微环境问题有关，正是由于这些复杂因素的存在，导致CAR-T治疗中出现了脱靶效应和交叉反应，使得机体的免疫系统紊乱，造成了不可逆转的并发症。寻找更加特异性的抗原、选择合适的输入细胞方式以及针对免疫微环境的辅助治疗可能是提高CAR-T治疗安全性的有效方式。

30. CAR-T在脑胶质瘤治疗中的应用前景怎么样？

答：CAR-T治疗是目前恶性肿瘤精准治疗的新方向，在多种肿瘤的治疗中取得了良好的效果。胶质瘤具有高度异质性、复杂的免疫抑制微环境，且对传统的放化疗不敏感，寻找各类特异性的抗原，探索包括静脉注射、瘤腔内注射以及脑室注射等各种治疗方式是未来研究的方向。同时，胶质瘤微环境细胞尤其是肿瘤相关巨噬细胞在治疗耐药、细胞因子释放综合征等并发症及肿瘤复发等恶性转归中的作用机制是CAR-T基础研究的重点。在针对胶质瘤的CAR-T治疗中，目前仍存在不少问题与挑战，而通过新的技术改进CAR-T的制备工艺、改进其分子结构、优化生产方式、完善治疗策略，增加其治疗的特异性和敏感性可能为今后CAR-T的发展带来新的希望。同时，CAR-T联合免疫检查点抑制剂等其他治疗方式可能是恶性肿瘤尤其是实体肿瘤免疫治疗的新方向。

31. 什么是溶瘤病毒抗肿瘤治疗？

答：溶瘤病毒是一类能特异性在肿瘤细胞中复制并造成细胞裂解，但又不影响其他正常组织细胞的病毒。通常用于治疗肿瘤的溶瘤病毒是由自然界一些致病力较弱的病毒进行基因工程改造后制备而成，安全性及肿瘤杀伤效应得到进一步完善和提高。

32. 溶瘤病毒治疗脑胶质瘤尚有哪些问题需要解决？

答：①安全性问题，虽然目前已发表的数据未显示出重大的安全问题，但是仍有脱靶效应的可能性，基因操作后的病毒也可能存在意料不到的毒性，老年患者或免疫系统受损的患者可能会因此发生病毒感染而造成严重后果。②给药途径，目前大多数治疗胶质瘤的溶瘤病毒均通过直接瘤内注射局部给药，存在出血、感染、组织损伤等风险，其安全性及便利性有待进一步优化；而静脉给药时则需要克服血脑屏障才能到达瘤床发挥效应，并且血液中特异性中和抗体的存在也会限制溶瘤病毒的传递及有效性，病毒可能在表现潜在抗肿瘤效应之前被迅速消灭，静脉给药还可能引起全身扩散，导致严重的非靶向性感染。③如何提高溶瘤疗效也是重要难题，如何利用外来基因增强溶瘤病毒抗肿瘤免疫应答或优化联合治疗策略需要进一步探索实践，这也将是未来溶瘤病毒研究发展的主要方向。然而，免疫反应同样能抑制病毒复制，因此如何平衡好针对病毒和肿瘤抗原的免疫应答也是需要考虑的因素之一。

33. 免疫治疗是单用还是联合使用？

答：目前免疫治疗还处在临床试验阶段，使用的最多、研究最广泛的是肺癌。以肺癌来举例：肿瘤组织学检测PD-L1表达大于50%的患者，可以单用PD-1单抗治疗。如果PD-L1表达小于50%的患者，建议免疫治疗联合化疗的方案。

34. 免疫治疗什么时候用最合适？

答：免疫治疗越早用越好，绝不是没药可以治疗时的备用药。因为免疫治疗是通过激活人体的免疫细胞而达到杀伤肿瘤的目的。所以一定要在基础免疫状态好的时候用，因为这时患者体内存在足够的免疫细胞。一旦到了疾病终末期，患者的免疫系统已经受到严重损伤，再用免疫治疗效果就会大打折扣。

35. 免疫治疗出现耐药怎么办？

答：克服免疫治疗耐药的关键，主要是两点：①对耐药部位进行重新穿刺活检，找到耐药的原因，根据原因治疗。例如，有的患者由于TIM-3、LAG-3或IDO代偿性高表达，那么选择PD-1抑制剂联合TIM-3抑制剂、LAG-3抗体、IDO抑制剂，就是最好的治疗方案。②对于不能明确耐药原因的患者，联合治疗就是一个不错的选择，比如联合放疗、外科治疗、化疗、细胞治疗、CTLA-4治疗等。

36. 如何预测免疫治疗的疗效？

答：学术界广泛认可的对PD-1抗体、PD-L1抗体敏感的人群主要有如下的特点：
（1）PD-L1表达高，PD-L1表达＞1%即可用，PD-L1表达＞50%疗效更好。

（2）肿瘤基因突变负荷TMB高，TMB > 20/Mb疗效好。

（3）肿瘤组织中有大量免疫细胞浸润，也就是所谓的TIL高。

（4）微卫星高度不稳定即MSI-H。

（5）患者年龄较轻、身体一般情况较好和肿瘤体积较小等。

37. PD-1的新辅助治疗是怎么回事儿？

答：有学者发现对于患复发性胶质瘤的患者而言，手术前采用免疫治疗药物进行治疗比在手术后采用药物治疗更有效。研究中发现免疫检查点抑制剂帕博利珠单抗可以有效治疗复发性胶质瘤患者。手术前进行药物治疗的患者的平均生存期是手术后进行药物治疗的患者的两倍。帕博利珠单抗是一种可以抑制免疫检查点蛋白PD-1的抗体，PD-1与T细胞表面的PD-L1结合可以阻止T细胞攻击癌细胞，而癌细胞通常会使用PD-1使T细胞失能。利用帕博利珠单抗这样的药物抑制PD-1可以激活免疫系统，从而更好地攻击癌细胞。

38. 免疫治疗尚有哪些困难需要克服？

答：①血脑屏障能阻挡有害物质进入中枢神经系统，同时也妨碍了免疫介导的治疗物质进入脑组织。②脑胶质瘤运用免疫治疗的同时也有可能诱导潜在的自身免疫性疾病的发生。

39. 胶质瘤的靶向治疗是什么？

答：肿瘤发生与发展、增殖与凋亡、血管生成、侵袭迁移等信号转导通路的研究促进了靶向治疗的发展。以在恶性肿瘤中异常表达的基因，及其蛋白产物为靶点的靶向治疗方案，为癌症研究开辟了新的方法和手段。以血管生成为例，血管生成是胶质细胞瘤生长和发展的重要条件，而血管密度与肿瘤的恶性程度、临床治疗效果以及预后有着密切的关系。通过将胶质瘤组织中血管内皮细胞组织特异的分子作为靶向治疗的靶标，从而抑制胶质瘤区域的血管形成，最终达到控制胶质瘤的生长的目的。这就是一个靶向治疗的过程。

40. 靶向治疗与化疗相比优势在哪里？

答：与传统治疗癌症的方式相比，分子靶向治疗能够分清"敌我"，既能有选择性地高效杀伤肿瘤细胞，又不会波及肿瘤周围的正常组织细胞，毒性低、疗效好，所以分子靶向治疗又被称为"生物导弹"。表1展示了传统化疗与分子靶向治疗的差异。

表1　传统化疗与分子靶向治疗的差异

	分子靶向治疗	化　　疗
特点	高效、有选择性地杀伤肿瘤细胞	杀伤肿瘤细胞
对正常组织的影响	几乎没有影响	生长比较快的组织都会受到影响
毒性	低毒，所以因不能耐受治疗而停药的患者很少见	毒性大，体质较好的患者才能耐受化疗

41. 胶质瘤靶向治疗的药物有那些？

答：血管内皮生长因子的重组人单克隆IgG_1抗体贝伐珠单抗，抑制VEGFR、TIE-2、BRAF、KIT、RET、PDGFR和FGFR等多靶点的细胞内激酶的小分子抑制剂瑞戈非尼；另外目前的篮子实验支持同一个基因突变使用同一种靶向药，维罗非尼针对BRAF V600E的突变，针对NTRK突变和融合的奥曲替尼和拉罗替尼等靶向药物。

42. 贝伐珠单抗是一种什么药物？

答：贝伐珠单抗是一种通过静脉输注能够与VEGF蛋白特异性结合的单克隆抗体，能够抑制VEGF在肿瘤发生发展过程主导的异常新生血管生成，调节异常血管功能。自2009年被FDA获批用于复发胶质母细胞瘤以来，早已被列入国内外权威指南和共识推荐用于复发胶质母细胞瘤的治疗。2020年9月21日，被中国国家药品监督管理局批准用于成年人复发胶质母细胞瘤患者的治疗。

43. 新诊断的胶质母细胞瘤使用贝伐珠单抗有什么获益？

答：对于新诊断的胶质母细胞瘤（GBM）患者来说，使用贝伐珠单抗可以显著延长新诊断胶质瘤患者的无进展生存期4.4个月，对于MMP9表达和前神经元亚型的患者总生存期显著获益；降低患者激素的使用，显著改善患者生活质量。

44. 复发胶质母细胞瘤使用贝伐珠单抗有什么获益？

答：对于复发的GBM患者来说，贝伐珠单抗于2009年被美国食品与药物管理局（FDA）批准用于复发GBM以来，患者的中位生存期延长了2个月。胶质母细胞瘤（GBM）作为最常见的恶性程度极高的颅内原发神经肿瘤，5年生存率至今不超过10%，且患者的神经认知功能也会在治疗过程中进行性下降，贝伐珠单抗在临床中显著提高了晚期胶质瘤患者的生存质量。

45. 尼妥珠单抗是一种什么药物？

答：尼妥珠单抗是一种人源化抗人表皮生长因子受体（EGFR）单克隆抗体，目前主要用于治疗鼻咽癌、头颈部肿瘤、结直肠癌、胰腺癌、非小细胞肺癌等实体瘤。表皮生长因子受体表达阳性可以考虑试用尼妥珠单抗，但目前疗效不确定，所以建议选择尼妥珠单抗治疗胶质瘤前一定要谨慎。

46. 诺力刀是一种怎样的治疗方式？

答：诺力刀即适形调强放射治疗系统，属于放疗的一种方法。其原理是利用立体定位技术将人体内病变组织精确定位，利用高能医用直线加速器所产生的光子束和电子束，通过自动控制出束形状（适形照射）和调节射线强度的分布（调强照射），对人体内的病变组织进行预先规划的高精度、大剂量、聚焦式照射，使病变组织在短期内即发生放射性坏死，而病灶周围的健康组织得到最大程度的保护，从而达到无创治疗疾病的目的。目前诺力刀不推荐用于胶质瘤的治疗。

47. 氩氦刀治疗胶质瘤效果如何？

答：氩氦刀又称冷冻消融，是一种微创超低温冷冻消融肿瘤的物理治疗方法。国内已有应用氩氦外科冷冻系统结合脑立体定向外科治疗脑胶质瘤的研究，手术侵袭性小、安全且易于操作，但总体来讲，此技术还不尽完善，对于较大且不规则的病灶，"冷切"效果不如手术彻底，其远期疗效还有待进一步观察。

48. 光动力治疗胶质瘤可行吗？

答：光动力治疗是利用光敏剂特异性聚集在肿瘤细胞器（由于肿瘤细胞内弱酸性环境）和肿瘤血管上皮细胞的靶向作用特点，利用特定波长激光照射光敏剂产生单态氧，破坏肿瘤细胞的细胞器，杀灭肿瘤细胞；破坏肿瘤的血管上皮，释放血栓素 A_2 形成血栓，破坏肿瘤的血管，造成胶质瘤组织的缺血性坏死，从而达到清除肿瘤组织的目的。目前光动力治疗胶质瘤远期和近期疗效还有待进一步研究，国际胶质瘤治疗指南也没有将光动力纳入治疗胶质瘤的方法。

49. 靶向药物的毒性会不会比化疗药物更高？

答：化疗药物是通过干扰细胞代谢、破坏细胞DNA、破坏细胞结构，在大量杀伤肿瘤细胞的同时，也对正常机体细胞造成不同程度的损伤，化疗药物的毒性作用较强。而靶向药物是选择性地杀伤瘤细胞，特异性强，直接阻断肿瘤的特有因子、受体、基因而杀伤与抑制瘤细胞的，所以分子靶向药物毒性与化疗药相比要低得多。

50. 神经干细胞治疗胶质瘤的效果如何？

答：神经干细胞可作为外源基因的载体应用于颅内肿瘤的基因治疗。目前胶质瘤的基因治疗受到病毒载体的限制。在临床实验性治疗中常需要在肿瘤周围多点注射。而神经干细胞能够弥补病毒载体的某些不足，所以神经干细胞成为颅内肿瘤基因治疗的较理想载体。神经干细胞作为胶质瘤基因治疗的载体有以下好处：首先，可以稳定表达外源的杀伤基因，对肿瘤细胞起到持续杀伤作用；其次，神经干细胞可以和正常脑组织整合，修复由于肿瘤的侵袭而受损的脑组织。神经干细胞治疗胶质瘤的策略为：在手术或其他疗法后给予神经干细胞移植。但目前神经干细胞治疗胶质瘤仅停留在试验阶段，距离正式临床应用还有较大的距离。

51. 放射性籽粒植入治疗技术是一种怎样的技术？

答：放射性籽粒治疗属于近距离放疗范畴，它主要是应用计算机立体定位计划系统设计方案，在现代影像设备引导下将放射性籽粒按肿瘤大小、形态植入肿瘤内或受肿瘤浸润侵犯的组织中，通过微型放射源发出持续、短距离的放射线，使肿瘤组织被最大限度地杀伤，而周围正常组织由于处于细胞分裂的静止期，对射线不敏感，同时，由于籽粒放射活度小，可使肿瘤之外的正常组织所受剂量锐减，从而减少了周围正常组织的损伤。但是，放射性籽粒植入目前仅在少数医疗机构展开，远期效果和整体治疗效果还有待进一步观察，并且在某些病例中还可能会出现严重的放射性脑损伤。胶质瘤目前最肯定的治疗方式依然是手术、传统放疗和化疗。

52. 如何评价放射性籽粒植入治疗胶质瘤？

答：放射性籽粒植入治疗胶质瘤是通过立体定向技术将 ^{125}I 籽粒永久性置入胶质瘤内进行内放疗。籽粒植入后，部分患者出现非常严重的脑水肿，有时并发症还较重。目前胶质瘤的标准治疗方案中没有把 ^{125}I 籽粒内放疗作为推荐的治疗方法。

53. 什么叫介入化疗？

答：经颈内动脉灌注化疗药，能提高局部药物浓度，增加药物利用率，减少药物与血浆蛋白结合率，提高肿瘤内血管床内的药物浓度。目前认为超选动脉介入治疗虽然降低了化疗药物的使用量，但增加了手术的风险，血药浓度维持时间也不够长，临床治疗效果也并没有表现出比口服或静脉途径给药更优，并且增加了不良反应，在胶质瘤的治疗中，介入化疗已经很少被使用。

54. 中药能否治疗胶质瘤？

答：瘀血阻滞，痰湿凝聚，热毒内蕴，正气亏虚是中医对肿瘤的认识。根据恶性肿瘤的病因病机、发生发展规律，中药抗癌治疗主要有扶正固本、清热解毒、活血化瘀、软坚散结四个基本法则。中医中药治疗胶质瘤在循证学证据方面较差，其治疗效果仍需进一步临床试验验证。

55. 针灸拔罐对胶质瘤是否有治疗作用？

答：中医认为肿瘤发生发展的重要病机是正气不足、气血虚弱，导致脏腑功能失调，因而出现气滞、血瘀、湿聚、火毒和痰结等一系列病理变化，最终形成肿瘤。针灸拔罐可能有助于血液流动通畅，但是针灸拔罐治疗胶质瘤缺乏有效的临床证据，手术为主的综合治疗仍是目前治疗胶质瘤的最好方法。

护　理　篇

　　护理工作在胶质瘤患者的诊疗管理中占据着不可或缺的地位。为保证良好的治疗效果,胶质瘤患者在围手术期和康复期均应采用科学、有效的方法进行全身心护理,主要包括术前准备,饮食指导、药物指导、并发症的预防、化疗期间注意事项、居家语言和肢体功能康复锻炼以及应急状况的处理等。掌握科学有效的自我照护技巧有助于提高患者战胜疾病的信心和决心,改善患者术后的生活质量及远期的康复效果。

1. **胶质瘤患者住院时需要注意哪些安全问题?**

　　答:患者不可单独外出;有癫痫病史的患者禁止使用口腔温度计测量体温;有安全隐患的患者应佩戴安全标识;加强床档保护;需要做特殊检查(如CT、超声波、脑电图及各种造影等)时可由医院工作人员或家属陪同前往。有精神症状的患者为了防止发生意外需由家属陪伴。图18所示为防止跌倒的安全标识。

图18　防止跌倒的安全标识

111

2. 如何避免胶质瘤偏瘫患者发生烫伤？

答：偏瘫或肢体活动功能不好的患者往往末梢循环差，对冷热的感觉较不敏感，需要注意保暖。家属在给患者使用热水袋等取暖措施时，应在热水袋外面裹一块毛巾，避免其和患者身体直接接触；尽量选择在患者清醒的时候使用，注意温度不要过高（一般低于50℃），使用持续时间不要过长；应每隔30分钟查看用热部位的皮肤状况，同时经常变动保暖部位，以免发生烫伤。

3. 胶质瘤患者发热可以手术吗？

答：一般非急诊手术的患者在体温超过37.5℃时应暂停手术安排，并重新安排手术时间。但对于病情危重的急诊手术患者，需根据病情及时安排手术治疗。

4. 胶质瘤术前为什么要剃头？

答：剃头是便于清洁、消毒手术区，防止感染。通常由医生根据手术部位、肿瘤大小及个人差异选择剃除部位及范围。

5. 如何缓解胶质瘤患者的术前焦虑？

答：胶质瘤患者手术前的心理往往是复杂而矛盾的，一方面由于手术会给患者造成痛苦与不适；另一方面患者也对术后的康复结局及并发症存在顾虑。因此术前出现恐惧与焦虑是正常的心理表现，但是这种负性情绪对开展手术很不利，患者或家属应主动加强与医护人员的交流沟通，及时提出对治疗方案或手术方式中的疑问，寻求专业的解答和疏导，同时可以多了解其他成功的病例，树立接受治疗的信心；可以尝试运用深呼吸、聆听喜爱的音乐等方式缓解不良情绪。

6. 脑电图检查的注意事项是什么？

答：脑电图检查可以反映出大脑功能的状态，对于神经系统疾病的诊断具有重要价值。视频脑电图是一项无痛、无创伤性的脑功能检查，是目前诊断癫痫的金标准；该检查不会对大脑施加任何外界干扰。为了确保检查图像的准确、清楚，需注意：

（1）检查前一天晚上清洁头部。检查时头皮大量汗液也会干扰脑电波，实在不能避免时应擦干再检查。检查时为避免产生静电干扰，建议穿纯棉、宽松的衣服。

（2）检查前正常进食水，以免低血糖干扰检查结果。如果没有医生特殊交代，检查前后均应按时服用抗癫痫药物。

（3）检查时把手机等通信设备关闭或放置于检查室外。

（4）在安装电极开始记录之后，勿拉扯电极片，原则上应尽量避免大幅度活动，减少记录伪差。如为视频脑电图记录，应尽量在视频监测范围内活动；避免遮挡自身面部及四肢；家属应避免在视频监测范围内做频繁的、不必要的活动。

（5）患者及家属应共同保持安静、有序的监测环境，保持心情放松，配合医生做睁眼、闭眼、深呼吸等动作。

7. 做CTA检查需要注意什么？

答：CTA检查是通过CT增强技术与薄层、大范围、快速扫描技术相结合，通过合理的处理，清晰显示全身各部位血管，具有无创和操作简便的特点，对于诊断血管疾病有重要价值。做CTA检查的注意事项包括：

（1）糖尿病患者：检查前48小时停用二甲双胍类药物，直到检查后48小时。

（2）肾功能不全患者：应在检查前7天查血清肌酐，指标异常者需择期检查。

（3）血管造影剂为碘试剂，有使用碘试剂过敏者应提前告知医护人员。

（4）检查前禁食2小时，防止恶心、呕吐，检查当日早上不要吃固体食物（如馒头、包子、油饼等），可以喝水及进少量流食如粥、牛奶。

（5）检查时应避免情绪激动，以免造成心率过快，一般心率控制在60～70次/分，基本能够保证冠状动脉诊断的图像质量，心率越低图像质量越好。

（6）检查后患者可以进食易消化食物，多饮水，大约2000ml，以促进造影剂通过肾排泄。

8. 做头颅CT或MRI检查需要注意什么？

答：头颅CT与MRI检查均属于无创性检查，对人体安全无辐射。检查需注意：

（1）检查前一晚要调整好心态，避免紧张情绪，保证充足睡眠；可正常进食，无须禁食、禁水。

（2）检查前有对造影剂过敏者，应提前告知医务人员。

（3）进入CT或磁共振室前，要清除身上的金属物品和手机等，体内有磁铁类物质者，如装有心脏起搏器、人工瓣膜，重要器官旁有金属异物残留等，均不能做此项检查。

（4）如有各种手术史（特别是器官移植、心肾手术史），一定要提前告知医生。

（5）MRI检查时机器的噪声比较大，是正常现象，要做好心理准备，不要慌乱，检查时保持绝对静止不动。

9. 脑脊液检查的注意事项是什么？

答：脑脊液检查需要通过腰椎穿刺术来进行，患者侧卧于床上，背部与床面垂直，头向前胸屈曲，两手抱膝紧贴腹部，使躯干呈弓形，尽量使脊柱后弓，以增宽椎间隙。摆好体位后尽量不要乱动，如要咳嗽、打喷嚏时应先通知医生，避免出现意外事件。在穿刺过程中，若出现头晕、心悸、大汗等不适症状请及时告知医生；穿刺完成后应按压穿刺部位20～30分钟，预防出血；注意保护穿刺点，防止感染。

10. 胶质瘤术后患者行腰椎穿刺术后的注意事项是什么？

答：成年人腰椎穿刺的点一般位于腰4～5或者腰5～骶1的椎间隙，腰大池部位。腰椎穿刺术后，容易出现头晕、头痛，多是腰穿术后颅内压降低所致，一般应去枕平卧休息4～6小时，多饮水，腰背痛多由于穿刺刺激引起。饮食：术后平卧期间可以正常进食、进水，但头要偏向一侧，防止呛咳。

11. 胶质瘤患者腰椎穿刺置管引流术后的注意事项是什么？

答：腰椎穿刺置管引流术后应去枕平卧休息4～6小时；注意保持引流系统无菌密闭状态，防止引流管打折、受压、屈曲；引流管放置位置适宜，便于患者翻身活动，远离肛门减少感染机会；定时开窗通风，减少探视人数；保持病室内空气清新，温湿度适宜；患者及家属不要随意调节引流袋的高度及位置；当需要搬动患者时，应通知医生夹闭引流管并妥善固定，待患者安置后应由医生固定、开放引流管；对精神症状、躁动等欠缺合作患者，应给予有效的保护性约束，防止管路滑脱。

12. 胶质瘤术后患者应采取何种卧位？

答：全麻患者在麻醉未醒之前取去枕平卧位，头偏向一侧。当麻醉清醒后，无引流管的患者血压平稳后，可根据医嘱将头部抬高15～30度，有利于颅内静脉回流、减轻脑水肿。留置引流管的患者应根据病情遵医嘱调整卧位（图19）。

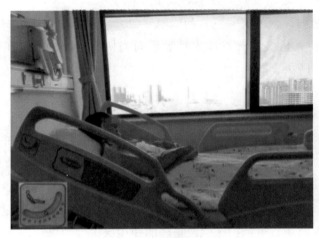

图19 术后常见卧位示意图

13. 胶质瘤患者术后吸氧的好处是什么？

答：开颅手术后，颅内血液循环变差，引起脑缺氧。脑循环完全恢复需要较长一段时间，吸氧的主要目的是缓解颅内缺氧症状，减轻脑水肿。一般是低流量（2～4L/min）氧气吸入。图20所示为吸氧装置。

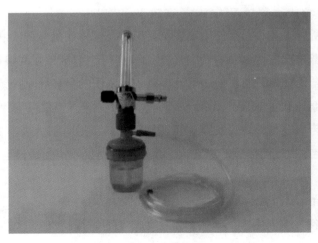

图20 吸氧装置

14. 胶质瘤患者吸氧时的注意事项是什么？

答：注意用氧安全，不可自己随意调节氧流量；吸氧时应先调节氧流量，再将吸氧管或面罩与患者连接；停氧时，应先取下吸氧管或面罩，再关氧气开关；中途改变氧流量时，应先将氧气管与吸氧管分开，调节好氧流量后再接上，以免因开错开关，使大量气体突然冲入呼吸道而损伤肺组织；严禁在病房内使用明火，做到防震、防火、防热、防油。

15. 胶质瘤患者术后为何使用保护性约束？

答：保护性约束是指用约束工具适当限制意识不清楚的患者冲动、自伤、治疗不合作等行为，以保证患者安全的方法。最常使用的是由棉质织物制作的约束带，不同部位给予不同长度与宽度的约束带，胶质瘤患者术后容易出现极度兴奋、躁动及强烈的情绪反应，存在非计划性拔管（脑室引流管、尿管）的安全隐患，因此要严密监护，可加护床栏及正确的使用保护性约束。

16. 胶质瘤患者术后使用保护性约束的注意事项是什么？

答：约束松紧度以能伸入两指为宜，并定时松解，观察约束处皮肤状况及远端血液循环情况，并将各种管路固定于双手触及不到的地方，以免患者自行拔除。接触皮肤部位应附有棉垫。在病情允许的情况下，与医生充分沟通后解除约束。

17. 术后为什么要使用自控镇痛泵？

答：并非所有患者都需要使用镇痛泵。患者自控镇痛是一种经麻醉师根据患者手术方式和麻醉情况等因素预先设置合适的镇痛药物剂量，并调整镇痛泵的参数，再交由患者"自我管理"的一种疼痛处理技术。常用的是静脉自控镇痛。术后科学使用自控镇痛泵不仅能够降低患者术后疼痛应激反应，有效缓解疼痛，增加舒适度，也可防止药物过量，较为安全。患者使用止痛泵的时间常规为2～3天，对于术后3天仍然存在中重度疼痛的患者，医生可以根据具体情况延长至5～6天。

18. 术后使用自控镇痛泵是否完全感觉不到疼痛？

答：术后使用自控镇痛泵的目的是使患者疼痛保持在可以忍受的程度，并不是完全无痛。一般镇痛泵5～10分钟起效，建议有活动痛的患者在活动前

10 ～ 15分钟先按压给药按钮（图21）。

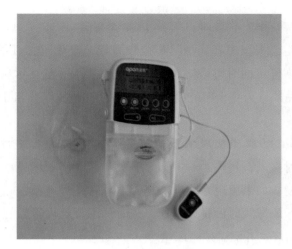

图21　自控镇痛泵

19. 胶质瘤患者术后脑室引流管护理的注意事项是什么？

答：翻身时头部尽量不要抬起，以免引流管滑脱；引流管处于开放状态时患者不可坐起、站立，以免引流量过多发生危险；患者和家属不可私自触碰引流管开关，不能随意调整引流管位置，引流袋内液体应由医生处理，以免发生意外和感染；注意防止引流管扭曲、受压、牵拉；引流切口处皮肤瘙痒时，不可用手抓、挠，以免导致引流管脱出或感染。

20. 胶质瘤术后脑室引流管何时拔除为宜？

答：脑室引流管拔除前应遵照医嘱先夹闭引流管24 ～ 48小时，密切观察患者有无头痛、恶心、呕吐等颅内高压症状以及脑脊液情况，随后由医生根据病情予以拔除。

21. 胶质瘤患者长期留置尿管应注意什么？

答：保持尿管引流通畅，避免受压、屈曲、堵塞；集尿袋及引流管的位置应低于膀胱水平，以防止尿液反流；保持会阴部及尿道口清洁，每日进行消毒，防止逆行性感染；应多饮水，注意观察尿液的颜色、性质和量，当尿液性状出现异常或体温升高时应由专业医护人员进行处理。

22. 胶质瘤患者手术后多久可以拔除尿管？

答：术后医生会根据患者病情尽早拔除尿管，避免尿管对尿道长时间刺激，有利于膀胱功能恢复；同时可以防止泌尿系统感染。一般在术后1～3天内拔除尿管，如患者尿失禁，为防止尿液浸渍皮肤可使用接尿器等辅助用品。

23. 留置尿管的胶质瘤患者拔除尿管前有什么注意事项？

答：每日定时夹闭，每隔2～3小时开放尿管1次，锻炼膀胱的充盈和排空，促使膀胱张力恢复；如果出现寒战、冷汗、血压升高等现象，应考虑是否有尿意并开放尿管；在开放尿管时做排尿动作，按时训练直至拔管后能自行排尿；一旦开始排尿，需密切观察并测试残余尿量。

24. 胶质瘤术后多长时间伤口能够愈合？

答：由于头部血液供应非常丰富，一般伤口5天可愈合，6～7天可拆线。对于多次手术切口，拆线时间可延长到9天以上。

25. 胶质瘤术后拆线后可以立刻就佩戴假发吗？

答：佩戴假发会使头皮新陈代谢加快，从而分泌出较多的油脂和汗液，影响伤口的愈合。因此，对于刚拆线的手术伤口应尽量暴露，避免遮盖，保持伤口清洁干燥。

26. 胶质瘤手术过后多久可以洗头？

答：胶质瘤术后头部切口完全愈合的情况下，一般三周后无特殊情况即可进行头部清洗。在清洗时尽量采取温水冲洗，避免使用洗发液等化学制剂，还应注意动作轻柔，避免用手抓挠切口。

27. 胶质瘤患者术后出院多久可以洗澡？

答：胶质瘤术后半个月或一个月，根据患者身体状况选择适宜的洗澡方式。全身状况良好的患者适用于淋浴和盆浴。室温及水温均不宜过高，防止体表毛细血管扩张导致脑缺血而产生眩晕。浴室温度保持在24～26℃，盆浴水温以40～43℃为宜。沐浴时间不宜过长，沐浴时家属应专人看护，以防发生意外。

28. 胶质瘤术后骨瓣缺失的患者，日常应该注意些什么？

答：有些胶质瘤患者术后由于脑水肿情况较重，为保证安全，在手术切除肿瘤后，颅骨不能立即复位，造成术后颅骨缺失，对于这类患者，术后要注意局部保护，睡眠中尽量避免颅骨缺失处受压，外出时要戴帽子，尽量少去人多聚集的公共场所，以防发生意外。

29. 胶质瘤术后肢体活动受限，是否还能恢复？

答：肢体功能锻炼对于胶质瘤术后肢体活动受限的患者有积极意义，如果在专业人员的指导下，坚持科学、有效的康复锻炼，肢体活动会得到不同程度的好转。

30. 颅内压高的胶质瘤患者在输甘露醇时为什么要快速输入？

答：甘露醇作为小的晶体，只有快速进入血液循环才能在血液内形成一个高张环境，提高血浆晶体渗透压，增加血脑之间的渗透压差，使脑组织水分移向血液循环内，降低颅内压，减轻脑水肿。如缓慢输入则不能显著提高血浆渗透压，难以发挥组织脱水、降颅压作用。

31. 胶质瘤患者出现便秘，应如何预防及处理？

答：（1）适应性行为训练：早餐后人的"胃－结肠反射"最强，每天早餐后给予便器刺激排便，建立条件反射，养成定时排便习惯。可在手术前即开始练习卧床排便，从环境、体位及暗示等方法着手，形成条件反射，增加卧床排便的适应性，预防术后便秘。

（2）运动：在病情允许的情况下，尽可能早日下床活动，不能下床者可在床上做四肢屈伸、收腹抬腿、提肛收腹等动作，以增加腹压，促进肠蠕动。

（3）饮食：可适当摄入粗纤维食物、蔬菜、水果等，进餐前尽量做到细嚼慢咽；注意要多饮水，刺激肠胃蠕动，促进排便。可每日早起饮温开水或淡盐水200～300ml，以促进肠胃蠕动。

（4）腹部按摩：腹部按摩是靠机械性动力作用增加肠胃蠕动，一般不受病情限制。每日定时按摩腹部，以脐部为中心点沿结肠自右向左作腹壁环形按摩，每天4～5次，每次5～10分钟。

（5）药物治疗：对3天以上未排便的正常饮食患者，可遵医嘱使用开塞露或者缓泻剂。

32. 胶质瘤偏瘫患者如何进行床上擦浴？

答：床上擦浴适用于术后长期卧床，全身状况较差的患者。床上擦浴的步骤：先清洗头面部和颈部，尤其注意眼眦及耳部的清洁；依次擦洗胸腹、背部、四肢及会阴部。擦洗动作应迅速轻柔，注意皮肤皱褶处的擦洗。根据情况及时调节水温，避免暴露过久，以防患者着凉。擦洗时注意观察皮肤情况有无异常。擦洗完毕，及时给患者换上干净衣服并修剪指（趾）甲。切忌饭后立刻沐浴，以免影响食物消化吸收或因翻动患者引起呕吐等不适。

33. 如何帮助胶质瘤偏瘫患者进行床上翻身？

答：翻身时应注意保持床单清洁平整，被体液污染的床褥要及时更换。对于肢体活动障碍、瘫痪或昏迷患者，每1～2小时给予或协助翻身1次。翻身时，应将双手置于患者肩下和臀下，抬起患者并挪动位置，切不可用拖、拉、拽等动作，以免损伤皮肤。

34. 胶质瘤术后患者出现精神症状应如何进行心理护理？

答：由于神经外科手术创伤较大，切除肿瘤后其相应控制情感或精神的区域受到损害。患者多表现为躁狂型和幻觉型精神症状，如躁动、胡言乱语、幻听幻视等。应充分给予心理疏导，不要嘲笑激惹患者；耐心听取患者倾诉，理解并同情患者感受，共同分析恐惧产生的原因，尽可能消除相关因素，以减轻其恐惧和焦虑心理，密切观察患者的病情变化，保证患者安全，预防意外发生。

35. 胶质瘤患者术后出现面瘫，应注意什么？

答：早期采取有效的干预措施，可以使85%以上的面瘫达到治愈。面瘫患者可以做面部按摩，由嘴角向外眼角方向用推擦法，从而促进面部血液循环，预防面部肌肉萎缩。此外，面瘫患者还应加强面部肌肉功能训练，可以按抬眉、皱眉、闭眼、耸鼻、示齿、噘嘴、鼓腮、吹气的顺序进行。面瘫患者进食时应注意防止口腔黏膜损伤，进食后加强口腔护理，防止口腔感染。面瘫患者由于面部神经营养不良易出现疱疹，可遵照医嘱给予营养神经药及红霉素药膏预防感染。

36. 胶质瘤患者术后眼睑闭合不全时，应如何做好眼部护理？

答：眼睑闭合不全是指由于眼轮匝肌收缩功能障碍，导致上下眼睑不能完全闭合，导致部分眼球暴露。眼睑闭合不全者，应做好角膜护理。轻者每日遵照医嘱滴眼药水、涂抹眼药膏或戴眼罩保护角膜；中度眼睑闭合不全者，每日用生理盐水清洗2次，保持眼部清洁，遵照医嘱给予眼部药物治疗，并用油纱布覆盖患眼，防止角膜溃疡和感染；严重者给予眼睑缝合。指导患者进行睁眼、闭眼动作训练和眼眶周围上下睑软组织按摩，促进眼轮匝肌的功能康复。

37. 胶质瘤术后患者存在吞咽困难应如何护理？

答：观察患者的吞咽功能，初期应由医务人员给予第一口水，注意有无呛咳；如无呛咳，则可进一步遵照医嘱进食。应根据患者吞咽功能恢复情况，严格遵照医嘱给予饮食。食物由流质饮食开始，逐渐过渡到半流食以及普食。进食时取半坐卧位，应尽量选择健康侧进食，防止呛咳；动作要缓慢，防止误吸。如患者持续呛咳应遵照医嘱留置胃管鼻饲饮食。饭后协助患者漱口或给予口腔护理，防止食物残渣引起窒息。

38. 胶质瘤患者进食障碍需要鼻饲的患者如何配置营养餐？

答：长期卧床的鼻饲患者，营养状况较差，需要留置胃管鼻饲高营养、易消化饮食，如小米汤、藕粉糊、碎菜粥、果泥等。鼻饲饮食应温度适宜、避免辛辣刺激，以免损伤胃黏膜。

39. 胶质瘤患者术后进食障碍应如何控制鼻饲量？

答：根据患者的病情制定间隔时间，少量多餐。鼻饲前查看胃内残余量，若残余量≤150ml，可进行鼻饲，每次鼻饲量不应超过200ml，根据患者消化吸收情况合理分配全天总量，鼻饲时应匀速灌注。鼻饲后用温开水冲净鼻饲管并安置好，及时清理口、鼻腔分泌物，并做好患者的口腔护理。

40. 胶质瘤患者鼻饲食物适宜的温度是多少？

答：持续灌注时鼻饲液温度一般在38 ～ 40℃，以鼻饲液滴于手腕内侧不感觉烫为宜。食物过热易损伤胃黏膜；食物过冷易引起消化不良、腹泻。

41. 什么是压力性损伤？

答：压力性损伤又称压疮或压力性溃疡，是由于机体营养不良或局部组织长期受到外力压迫，组织缺血缺氧、血液循环障碍而导致皮肤功能失常、产生溃烂甚至组织坏死的现象。

42. 长期卧床患者如何预防压力性损伤？

答：（1）皮肤护理：保持皮肤清洁干燥。排尿、排便后应及时给予温水擦洗，避免潮湿、摩擦及排泄物的刺激；保持床铺清洁干燥、平整无碎屑，被服污染要及时更换。

（2）体位安置与变换：为患者安置合适的卧位，防止身体下滑，若患者能够耐受且病情允许时，建议卧床患者宜采用30°倾斜侧卧位（右侧、仰卧、左侧交替进行）；至少每2个小时翻身一次，避免长期局部受压。

（3）营养支持：加强营养，鼓励患者摄入高热量、高蛋白、高维生素食物，少量多餐；不能进食者给予鼻饲，以保证营养充足，增强身体抵抗力。

（4）减压装置的使用：如减压床垫、坐垫、楔形枕等减轻局部和全身受压。

（5）经床或轮椅搬移患者时，应抬高后移动，也可拉动床单协助患者的床上移动，翻身或移动时避免拖、拉、扯、拽、推等，使用踝和足跟保护垫；不可使用破损的便盆，以防擦伤皮肤。

43. 发生压力性损伤后应该怎样进行护理？

答：（1）每1 ～ 2h翻身减压、保持良好的体位。禁止卧于患处，受压局部应悬空。

（2）保持皮肤清洁，避免过度干燥。

（3）防止或减少失禁物对皮肤周围的浸渍。

（4）使用减压用具或用品。

（5）给予患者适当营养支持，鼓励患者进食高蛋白、高热量、高维生素饮食，保证正氮平衡，促进创面愈合和组织修复。

（6）压力性损伤部位在专业人员的指导下选择透明薄膜敷料、水胶体敷料，创面情况严重者应及时就医，并进行物理或药物治疗。

44. 长期卧床的胶质瘤患者应怎样进行皮肤护理?

答：尽量要做到五勤。

（1）勤翻身：协助卧床患者翻身，每1～2小时翻身一次，以减轻对受压部位的固定压迫。翻身时切忌拖、拉、推，以防损伤皮肤。翻身后应在身体着力点或骨隆突处使用减压用具或用品，减轻突出部位的压迫。

（2）勤擦洗：保持患者皮肤清洁、干燥，避免尿、便浸渍皮肤和伤口。定时用热毛巾擦身，促进皮肤血液循环。

（3）勤按摩：翻身前后应注意观察全身皮肤情况，压迫部位给予适度按摩，头枕部、耳郭、外踝、双足跟等压力性损伤好发部位应重点护理。按摩力度以刺激肌肉、促进血液循环为宜，肩部按摩要轻柔。

（4）勤整理：床褥保持干净、平整，及时清除硬物、渣屑，皱褶等。

（5）勤更换：及时更换潮湿、污染的被褥和衣裤。

45. 胶质瘤术后患者肺部护理的注意事项是什么?

答：胶质瘤患者术后意识不清、后组脑神经麻痹、长期卧床等都是引发肺部感染的重要诱因，为降低术后肺部感染的发生，应注意以下几点。

（1）患者有自主咳痰能力时，鼓励患者深呼吸，有效咳嗽咳痰，预防术后肺不张。

（2）当患者咳嗽反射减弱，排痰能力下降时，可加强翻身、叩背：每1～2小时为患者翻身、叩背。叩背的手法如下：手掌拱起，使掌心凹陷，指掌侧呈杯状，以手腕力量，从肺底从下往上、从外到内，迅速而有节奏的叩击背部，震动气道，每侧肺部叩击1～3min，每分钟120～180次，叩击时发出一种空而深的拍击音表明手法正确；叩击时要有力度，以促进肺部活动、痰液排出。

（3）可根据肺部情况进行雾化吸入，帮助稀释、湿化痰液，并结合叩背等方法使患者排出更多痰液。

（4）当患者出现严重的排痰困难、存在痰堵窒息风险时，护理人员应进行吸痰。

46. 胶质瘤患者出现呼吸道感染应怎样护理？

答：呼吸道感染的护理重点是积极控制感染。急性期应遵照医嘱选择有效的抗菌药物治疗；此外，促进排痰也是呼吸道感染护理的重要环节：适当饮水（≥1500ml/d），湿化痰液，加强翻身叩背；缺氧时给予早期氧疗；高热患者尽快降温；痰多者给予化痰药或雾化吸入促进排痰；加强营养支持，进食高热量、高蛋白、高维生素、清淡易消化饮食；保持良好的家庭卫生环境，室内空气新鲜，温湿度适宜（温度18～20℃，湿度50%～60%），消除各种有害气体和烟尘；戒除吸烟的习惯；注意保暖；适当加强体育锻炼，增强体质和提高机体抵抗力。

47. 胶质瘤患者术后如何预防双下肢静脉血栓？

答：（1）早期功能锻炼：包括早期主动功能锻炼（如踝泵锻炼、直腿抬高锻炼、膝关节伸曲锻炼、股四头肌等长收缩锻炼等）和被动功能锻炼（如人力加压、踝泵锻炼、直腿抬高锻炼、膝关节伸曲锻炼等）。

（2）改善饮食及生活方式：多饮水（＞3000ml/d），补充血容量，降低血液黏稠度；清淡饮食，多摄入高蛋白、高纤维食物，多吃水果、蔬菜。及时戒烟戒酒，控制血糖及血脂。

（3）物理预防：必要时使用抗血栓弹力袜、气压式血液循环系统（图22）来预防双下肢深静脉血栓。

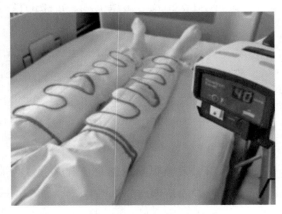

图22　气压式血液循环治疗

48. 胶质瘤患者癫痫的诱发因素有哪些？

答：温度刺激、饥饿、饮酒或进食含咖啡因的食物、强烈的声音光线刺激、重体力劳动、剧烈运动、疲劳、睡眠缺乏、精神因素均可诱发癫痫的发作。家属要留心观察病情，掌握癫痫疾病知识。患者要保持轻松愉快的心情，学会在生活中进行自我保护，在生活中尽量避免诱发因素。

49. 胶质瘤癫痫患者能否参考其他人的癫痫治疗经验？

答：癫痫的发作具有特异性，发生原因和发作形式也各不相同，因此对于癫痫的控制措施也不尽相同。癫痫患者一定要在医生的指导下确定适合自己的治疗方案，一旦确定治疗方案，就应长期坚持，不得擅自停药或增减剂量，同时不得自行换用或加用其他的抗癫痫药物，以免发生恶劣影响。

50. 胶质瘤患者在家癫痫发作时应如何护理？

答：患者癫痫发作时，家属应立即协助患者平卧，头偏向一侧；佩戴义齿者应将义齿取出，及时清理口、鼻腔分泌物，解开衣服、裤带，保持呼吸道通畅；尽快将毛巾或手绢置于口腔上下白齿之间，以防咬伤舌头和颊部。不要用力强按患者四肢，防止发生骨折，同时尽量在床边给予安全保护措施，防止患者坠床或自伤。详细记录发作频率和持续时间，不能自行缓解时及时就医。

51. 胶质瘤癫痫患者的日常生活中应该注意哪些问题？

答：患者在日常生活中要注意保持作息规律，劳逸结合；保持心情轻松愉快，避免情绪激动；避免暴饮暴食，禁饮浓茶、咖啡、酒等，同时控制盐的摄入；坚持遵医嘱按时按量服药，定期复查血常规、肝肾功能等，如果用药期间病情有反复或加重的迹象，应尽快就诊；做适量的有氧运动锻炼，如走路、慢跑、瑜伽等，提高机体免疫力；随身携带写有姓名、住址、联系电话、疾病诊断的个人信息卡，确保癫痫发作时得到及时救治；选择适当、安全的工作，禁止从事攀高、游泳、驾驶等职业，以及在炉火旁、高压电机房、高速转动的机器旁或其他在发作时可能危及生命的工种。

52. 胶质瘤患者术前饮食上应注意什么？

答：胶质瘤患者术前应尽可能补充各种营养物质，以清淡、易消化为主，手术前一晚12时后禁食、禁水，防止术中全身麻醉插管时引起呕吐和误吸。

53. 胶质瘤患者术后在饮食上应注意什么？

答：患者术后第一天如果神志清楚，无吞咽困难、呛咳等症状，可以适当摄入流质饮食（食物呈流质状态，全无渣滓，易于吞咽和消化，如米汤、藕粉糊、豆浆等），根据病情恢复情况循序渐进，以少食多餐的方式增加营养摄入。原则上尽量避免辛辣刺激性饮食（如浓茶、咖啡等），应给予患者高热量、高蛋白、高维生素、清淡易消化饮食，多吃新鲜的蔬菜和水果，从而增加患者机体免疫力。

54. 体内微量元素对胶质瘤癫痫患者是否有影响？

答：研究发现，癫痫患者体内存在微量元素含量的异常，癫痫的发生发展与微量元素失衡密切相关。脑组织中锌的含量较高，锌的代谢水平发生异常时，会诱发癫痫，对癫痫患者进行血锌浓度监测，发现几乎所有的癫痫患者血液中锌的平均含量都比正常人高。经长期的抗癫痫药物治疗后的患者，血锌浓度比治疗前明显下降，有的甚至出现缺锌症状。因此，建议患者在日常生活中，不宜多吃含锌丰富的食物（如牡蛎、肝脏等）。癫痫患者血硒水平显著降低，补充硒可降低难治性癫痫的发作次数，延迟发作时间，降低发作级别，含硒丰富的食物包括：蛋类、海产品、猪肉、紫薯和坚果等。

55. 胶质瘤癫痫患者出院后多吃含镁的食物有利于疾病的恢复吗？

答：胶质瘤癫痫患者体内经常会缺乏镁，尤其需要长期药物治疗的患者易引起骨质疏松。人体缺镁时，除影响骨骼的成骨外，还可导致肌肉颤抖、精神紧张。在日常生活中除高钙饮食（如奶制品、虾皮、小白菜等）外，还应注意镁的摄入，含镁丰富的食品有豆类及其制品、小米、玉米、绿色蔬菜、动物肝脏、鸡肉等。

56. 胶质瘤癫痫患者是否需要限制盐的摄入？

答：癫痫患者体内积蓄水分过多时易诱发癫痫。间脑是人体水液的调节中枢，大量的水分和盐分进入体内，会加重间脑负担，导致癫痫发作。所以，癫痫患者应尽量控制好水、盐摄入。

57. **胶质瘤癫痫患者心理上应该注意什么？**

答：癫痫作为一种复杂的神经系统疾病，需要长期治疗与护理，患者不要产生自卑、不如人等心理。现今医学技术不断进步，癫痫经过专业的治疗护理，是有可能治愈的，或者至少不影响日常工作生活。癫痫患者要树立战胜疾病的信心，坚持治疗，不要半途而废。

58. **有癫痫史的胶质瘤患儿发热会加重癫痫吗？**

答：有癫痫史的患儿出现高热后容易诱发惊厥。高热惊厥通常表现为全身性强直-阵挛发作，不归属于癫痫综合征，但与癫痫的关系密切，热性惊厥小儿常见，每次热性惊厥本身就是一次癫痫发作。因此患儿出现高热，应及时采取降温措施。

59. **胶质瘤患儿术后仍有癫痫，日常护理上应该注意什么？**

答：（1）合理安排患儿的生活、学习，保证充分的休息，避免过度劳累、睡眠不足及情绪波动。

（2）饮食要定量，勿暴饮暴食，忌辛辣刺激、咖啡及海鲜等饮食，饮水勿过多。

（3）保证患儿人身安全，外出时应由家属陪同，防止癫痫发作时出现意外伤害。

（4）按时规律服用抗癫痫药，切忌自行增减剂量、停药或漏服（图23）。

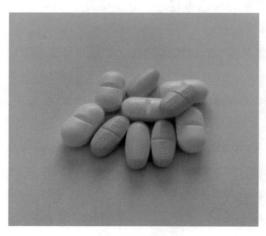

图23 抗癫痫药物

60. 胶质瘤患儿长期服用抗癫痫药物会不会影响健康?

答: 长期服用抗癫痫药物会导致患儿的肝功能损害和骨髓抑制, 但擅自停药会导致患儿癫痫难以控制, 出现病情反复和加重。严重时还会损害神经功能, 出现智力、运动障碍或情感异常等。总体来看, 抗癫痫药物的管理需要在专业人士指导下进行, 建议患儿及时就诊, 并遵循医生意见进行用药方案的调整。

61. 胶质瘤癫痫患儿出院后应避免哪些活动?

答: 患儿服药期间不能单独外出, 防止意外的发生。禁止游泳及攀爬, 防止摔伤。平日避免剧烈活动, 避免长时间上网、使用电子设备。发作时禁止强行服药或进食水, 请勿用力压制患儿四肢阻止其抽搐, 避免发生骨折或其他意外。

62. 胶质瘤患者康复治疗的原则是什么?

答:(1)尽早: 康复治疗应及早进行。

(2)针对: 在专业人员的指导下选择自己可以承受的康复治疗。康复的方法、性质、强度、持续时间、频度等因人而异、因时而异。

(3)主动: 要想取得"最大化"的康复效果, 患者应积极发挥主动性完成神经功能锻炼, 应尽量减少被动性康复手段。

(4)科学: 遵循康复师及医护人员的专业指导, 采用适宜的康复技术, 避免不恰当的康复锻炼带来的副作用。

(5)综合: 除了运动功能康复外, 更需要关注言语、认知、心理、职业与社会的全面康复。

(6)全程: 康复是漫长且持续的过程, 要注重社区及家庭康复的重要性。

63. 胶质瘤术后神经功能缺失的患者出院后应该先选择康复治疗还是放化疗?

答: 术后存在神经功能障碍, 短期内恢复困难的高级别胶质瘤患者, 建议先行放疗或化疗。术后存在神经功能障碍, 短期内可恢复的低级别胶质瘤患者, 建议先行康复治疗。具体先康复还是先放化疗应根据患者实际情况由临床医生决定。

64. 胶质瘤患者术后如何进行关节肌肉锻炼？

答：脑胶质瘤患者术后常存在不同程度的肢体功能障碍，家属应及早制定康复训练计划，协助患者进行主动和被动运动。

（1）对瘫痪的肌肉用柔软、缓慢的中等力度进行按摩、揉捏，并进行踝关节、膝关节、髋关节的伸屈运动，每天4次，每次10分钟。

（2）根据病情进行直腿抬高运动，并给予一定的对抗力，每天3次，每次5分钟，以增强肌肉力量。

（3）通过前两条的被动训练，诱发患者主动运动，再对瘫痪肌肉做助力运动，然后对患肢主动运动，最后通过坐起锻炼，逐步使患者摆脱他人辅助。

65. 胶质瘤术后肌力差的患者，如何进行关节锻炼？

答：家属应协助患者进行肢体位置的正确摆放，尽量使肢体各关节保持功能位。功能位是使肢体发挥最大功能的位置，能减缓与对抗瘫痪肢体的痉挛，具体位置可请医师进行指导。患者可进行的关节锻炼活动如下。

（1）肩关节：前屈、后伸、内收、外展、内旋、外旋，水平内收外展。

（2）肘关节：屈曲，伸直，旋转。

（3）腕关节：背伸，掌屈，环转。

（4）手指：屈曲，伸直。

（5）髋关节：屈、伸、内收、外展、内旋、外旋。

（6）踝关节：背屈，跖屈，环转。

坚持锻炼每次10～20个/方向，3次/天。

66. 胶质瘤术后偏瘫患者出院后如何在家中进行功能锻炼？

答：偏瘫患者在家中进行瘫痪肢体活动时应循序渐进，可进行精细动作的训练，如手指对粗、细、大、小、方、圆等不同规格、不同形状物体的抓握，可防止肢体挛缩和畸形。间断进行肢体按摩，被动活动及坐起，站立，步行锻炼等活动。

67. 带有人工气道（院外）的胶质瘤患者如何进行呼吸道护理？

答：保持呼吸道通畅，及时清理口、鼻腔分泌物；患者机体免疫力较低，注意保暖，预防感冒。患者无论取何种卧位时都要使其头面部偏向一侧，以利于呼吸道分泌物的排出，防止窒息。每次给予患者翻身或变换体位时，应轻叩患者背部，促进排痰，以防吸入性或坠积性肺炎的发生。必要时求助专业的医护人员。

68. 胶质瘤患者出院后的注意事项是什么？

答：（1）保持伤口干燥，如伤口出现红、肿、疼痛、有分泌物时应立即就诊。

（2）定期复查头颅增强MRI。如出现头痛、呕吐、高热、癫痫发作、肢体肌力下降等症状请及时就医，以防延误病情。

（3）出院后应定时定量按医嘱服药，不可擅自停药或加减药量。服用抗癫痫药期间应定期检查血常规、肝肾功能及血药浓度。

（4）合理饮食，吃易消化的食物，尽量少食刺激性强的食物，如辣椒、咖啡等，多饮水，多食蔬菜水果，保持排便通畅。

（5）注意休息，不可过度劳累，保证睡眠充足，可进行适当的身体锻炼以利于康复。应尽量少去人多的公共场所，以防交叉感染。请根据气温变化随时加减衣服，以防引起感冒。请保持情绪稳定，不可过度着急、生气、忧郁、兴奋等。

69. 胶质瘤患者的家庭护理都包括哪些？

答：在胶质瘤患者的家庭护理中，家属可根据病情恢复的程度增加一些力所能及的肢体功能锻炼。偏瘫患者卧床期间，家属可协助做肢体被动功能锻炼。康复后可鼓励患者做主动活动，如站立练习。开始在家属搀扶下或用器具帮助下站立，如背靠墙站立训练、拄拐杖训练等，同时指导患者进行床椅转移练习、登台阶练习以改善下肢肌力。随着肢体功能的不断改善，从开始倚靠站立，逐渐过渡独立站立直至步行。患侧上肢主要进行各关节的主动练习，加强掌指关节活动以及与拇指的对指练习，以促进手功能的顺利康复。肢体乏力的患者盼望获得独立生活，家属应引导患者练习各种捏握方法，进而学习使用梳子等生活用品，练习自己洗脸、洗澡、进食等，使患者获得情感及行为生活的满足。

70. 胶质瘤患者出现偏瘫后，怎样进行心理疏导并配合锻炼？

答：多数胶质瘤患者在正常生活、工作中突发受伤或者由于疾病所致偏瘫时，心理变化常表现为抑郁、绝望。由于患者失去了生活自理能力，对婚姻、工作、前途等产生许多顾虑和沉重的思想负担。因此心理护理对于患者预后非常重要，家属要重视患者的思想动态并鼓励患者保持乐观豁达的态度及树立战胜疾病的信心。鼓励患者及时表达内心的想法、感觉与需求，主动加强与医护人员和家属配合，尽早进行瘫痪肢体的功能锻炼，防止关节畸形和肌肉萎缩的发生。

71. 胶质瘤患者出院后，家属对患者进行语言训练应坚持哪些原则？

答：对失语的患者应采取综合训练的方式，重点应放在口语康复训练上。如果听说读写方面受损，要进行口语综合训练。训练计划要符合患者的文化水平及兴趣，因材施教。先易后难，由浅入深，由少到多，逐步增量。当治疗取得成功时，可适当增加难度并及时鼓励患者，使之坚定信心。充分创造家庭语言环境，要经常让患者多参与、多练习，效果更佳。

72. 失语一共分为几类？

答：失语是一种由于优势侧大脑半球语言中枢的病变导致后天语言习得能力受损或丧失的一种获得性语言综合障碍。分为运动性失语、感觉性失语和命名性失语、混合性失语等几类。

73. 什么是运动性失语？

答：患者能够正常理解听到或看到语言的意思（可理解别人讲话内容并形成逻辑反应），但无法准确地进行回馈，无法准确表达，甚至不能发音。

74. 运动性失语患者怎么进行康复训练？

答：可先通过表情、语调、手势等进行交流，循序渐进。与患者沟通时，要注意语速缓慢。在功能训练开始时，做好口型发音示范，然后指导患者的口型发音，指导患者从简单的字逐渐过渡到词、句的练习，如先从简单的发音起进行练习［如a（啊）、ba（吧）、yi（咿）等］，再到重叠词语表达，最后应用简单、容易理解的词语和短句作为语言表达训练内容。鼓励患者反复练习，帮助患者尽快恢复语言表达能力。

75. 什么是命名性失语？

答：表现为患者能说出人或者物品的性质，特征和用途，不能准确说出人或物品的名称。但可以判断他人所说事物名称是否准确。例如，患者看见"水杯"，只能说出"这件物品是喝水用的"，但不能准确说出"水杯"。

76. 命名性失语患者怎么进行康复训练？

答：这类语言功能障碍的患者要强化训练名称的记忆力。可以使用日常物品卡片或图形册，逐字逐句地教会患者，并让其反复练习。如患者要吃水果，让其说出水果的名称，再给予水果，其内容可以多样化，帮助记忆。

77. 什么是感觉性失语？

答：患者口语流利，语量较多，但错语和赘语多。患者说话时，人们往往难以理解其想表达的内容；患者对口语的理解存在严重障碍，常答非所问，并且复述、命名、阅读和书写等功能均不正常。这类患者较难配合语言训练，术后恢复时间较长。

78. 感觉性失语患者怎么进行康复训练？

答：此类语言功能障碍的患者，较难配合言语训练，术后恢复时间较长。康复训练的重点在于理解力的训练，要尽量使患者记忆力集中，多听音乐及广播，从而刺激思维，增强语言的理解力。另外，鼓励患者进行记忆力训练，每天可让患者按顺序把一天的事情叙述出来，不断增加难度，反复练习，增强记忆力。

79. 胶质瘤患者在家出现发热后应该进行哪些简单处理呢？

答：（1）保持居家环境的清洁安静，开窗通风，避免直吹，寒战时注意保暖。

（2）多喝热水，保证水分供给，进食高营养，清淡易消化流食。

（3）物理降温：使用降温贴或温水擦浴。擦浴时，在腋窝、肘窝、手心、腹股沟、腘窝等大血管丰富处稍用力擦拭，并延长擦拭时间，以促进散热。擦浴过程不要超过20分钟，避免着凉。使用冰袋时禁止放于枕后、耳郭、会阴部、心前区、腹部、足底。

（4）适当休息，保持口腔清洁，及时擦干汗液，更换衣物及床单，防止受凉。

（5）当体温＞38.5℃时，可使用药物降温；用药后间隔30分钟再次测量体温，如果体温持续上升或无明显缓解，应及时到医院就诊。

80. 胶质瘤患者出院后还能正常工作吗？

答：患者出院后根据病情和体力的恢复情况，可以从事一些简单、轻松、适度的工作，避免长期卧床。对于体质较弱或肢体活动障碍的患者，家属可以协助患者做肢体被动功能锻炼，并引导患者练习各种捏握的方法，从学习使用梳子等生活工具开始，练习自己洗脸、洗澡、进食水等，这样会使患者获得归属和感情上的满足以及生活自理的成就感。

81. 胶质瘤患者抑郁症应怎样护理？

答：胶质瘤患者在出现负性情绪时应积极寻求外界帮助，不可过于自闭，建议将内心的恐惧与困惑告诉医护人员，寻求专业的解答，树立战胜疾病的信心和勇气；也可加强与朋友或亲人的沟通交流，排解不良情绪。此外，转移注意力、培养自己的兴趣爱好也可以在一定程度上缓解焦虑、抑郁等不良情绪。

82. 胶质瘤患者进行化疗后脱发如何护理？

答：化疗过程中因化疗药物损伤毛囊造成脱发，这是正常现象，不必过于担心。一般化疗停止后3个月，头发就会重新长出来。化疗期间可以佩戴帽子和假发，以保持良好的外在形象。同时可结合药物及食补来缓解，可服用维生素E和强硒的药物补充，并多吃黑芝麻、卷心菜、蘑菇、海鲜等食物。另外也可在化疗时头部冷敷或戴冰帽，减轻化疗药物对毛囊的损伤。注意保护头部，避免日晒，外出时戴帽，避免使用对头皮有刺激性的洗发液。

83. 为什么长期化疗患者要置入 PICC？

答：PICC全称是经外周静脉置入中心静脉导管，这一根软导管由上臂内侧置入，沿着血管走向，最终到达心脏附近粗大的血管。PICC置管因其操作简单、安全，留置时间长，同时避免了反复静脉穿刺所导致的机械性静脉炎、化疗药物外渗的化学性静脉炎与组织坏死，是需要中长期输液的患者，尤其是肿瘤化疗患者的最佳选择。建立PICC通路可以大大减少重复静脉穿刺的痛苦，避免化疗药物对外周静脉的破坏和对局部组织的刺激，为化疗患者用药和长期静脉营养提供了一条方便、安全、快捷及有效的静脉通路。

84. 胶质瘤化疗患者如何对PICC进行护理？

答：（1）患者在使用PICC期间，必须保持穿刺局部的清洁干燥，注意穿刺部位有无红肿、渗液。不要擅自撕下贴膜，贴膜出现卷曲、松动、潮湿时，应及时到医院请护士遵照标准程序更换；置管后每周到医院维护一次。

（2）可以用置管侧的上肢进行一般性日常工作、家务活动、轻体力劳动和体育锻炼，但需避免使用置管侧手臂提过重的物体（＞5kg）或者做引体向上、托举哑铃等持重训练。

（3）睡眠时避免长时间压迫置管侧肢体，应注意更换体位。

（4）穿脱衣物时注意动作轻柔，穿衣时先穿置管侧手臂，脱衣时先脱健侧手臂，避免管路脱出。衣袖不宜过紧，可以用丝巾或弹力网状套保护导管，避免穿脱衣服时引起导管脱出。

（5）禁止在置管侧手臂测量血压；不要触碰导管的体外部分，以免损伤导管或把导管拉出体外。

（6）发生以下紧急情况应及时到医院处理：①导管外移或脱出；②置管侧肢体肿胀、疼痛等不适；③不明原因发热38℃以上；④导管断裂或破损，在导管断裂处上方或靠近穿刺点处将导管折起用胶布或橡胶圈固定。

85. 胶质瘤化疗患者PICC可以留置多长时间？

答：PICC有良好的组织相容性和顺应性，导管非常柔软，不宜折断，一般情况可在体内留置6～12个月，但也要结合患者的具体情况，留置时间长短还更多取决导管使用的目的，治疗需要和维护情况。

86. 胶质瘤化疗患者在留置PICC期间能否沐浴？

答：PICC患者可否洗澡取决于患者的整体情况，可以洗澡时，注意保护导管，不要将敷料弄湿，可以使用保鲜膜将导管周围皮肤包裹严密，宽度超出置管处敷料3～5cm，不可缠得过紧或过松，保鲜膜外最好缠一条干毛巾。沐浴后检查敷料有无浸湿，如有浸湿应请护士按照操作规程及时更换敷料。留置PICC管路的患者可以进行沐浴，但应禁止盆浴、游泳等会将导管处敷料浸湿的活动。

87. 胶质瘤患者化疗后出现便秘，应该如何防治和护理？

答：如果出现便秘时，饮食上应尽量选择高纤维素的食物，并保证摄入充足的水分，饮用温热的水或果汁会有良好的效果。也可在三餐后进行腹部顺时针环形按摩，每次10min。根据身体情况选择适当的身体锻炼。还可以服用缓解便秘的药物，如缓泻药或粪便软化剂。

88. 胶质瘤患者化疗后出现腹泻，怎样防治？

答：患者应尽量食用低纤维、高蛋白的食物，并且要增加足量的液体摄入，避免进食会加速肠蠕动的食物或饮料；腹泻严重时需遵医嘱接受静脉输液治疗。

89. 胶质瘤患者化疗后出现食欲缺乏，怎么办？

答：接受化疗的患者食物应尽可能品种多样，颜色鲜艳，以感官刺激增强患者的食欲。摄入的食物应确保软、烂、细、碎，并且少量多餐，降低胃肠道负担，利于消化吸收，应避免过于辛辣刺激、油腻的食物，也可遵照医嘱给予服用刺激食欲的药物。

90. 胶质瘤患者如何预防及处理化疗时出现的恶心、呕吐？

答：化疗时患者可调整饮食时间，化疗前后2小时避免进食；进食时应给予清淡易消化、高热量、高蛋白、高维生素的食物，少量多餐。戒烟酒，多饮水，每日饮水量建议在3000ml以上。出现呕吐时应该采取侧卧位，以防止呕吐物进入气管引起呛咳。及时漱口，清洁口腔，有义齿（假牙）要取下后漱口。化疗患者应记录自己呕吐的量、颜色及次数。必要时可以遵医嘱应用止吐药物治疗。

91. 胶质瘤化疗患者会出现皮肤反应，应如何应对？

答：大约有50%的化疗患者在治疗过程中会出现不同程度的皮肤反应。轻者皮肤干燥，色素沉着，全身瘙痒，局部可用温水洗净并涂抹氟轻松软膏；重者形成斑丘疹并伴有渗出液或水疱，应避免将受损的皮肤暴露于阳光下，受损皮肤不可使用乳膏、化妆品和肥皂。沐浴时使用温水，不要使用热水。对剥脱性皮炎的患者，应采取保护性隔离。

92. 胶质瘤化疗患者怎样预防呼吸道感染？

答：患者使用化疗药物后因出现白细胞下降，身体免疫力降低，容易发生感染，因此应确保居住环境的舒适、整洁、温湿度适宜，绝对禁止患者与传染源相接触。防止交叉感染，严格无菌操作，患者一切用物经消毒灭菌处理后方可使用。房间空气消毒每日1次，地面消毒每日2次，消毒液擦拭物品每周2次。

93. 如何观察胶质瘤化疗患者有无出血倾向？

答：化疗会导致患者重度骨髓抑制，严重时会有出血倾向，患者通常有皮肤散在瘀斑、瘀点、鼻出血、牙龈出血的表现；出现以上症状时应及时就诊，行血液检查。

94. 胶质瘤化疗患者怎样预防和处理口腔疾患？

答：化疗药物的不良反应出现在口腔黏膜上可表现为口腔炎、口腔糜烂或坏死。对此，我们要及早采取预防措施，口腔炎发生后应给予及时、合理的治疗和护理。

（1）口腔护理：保持口腔清洁，三餐后及睡前用软毛牙刷、棉签等轻轻擦洗牙齿；也可选择无刺激性的生理盐水或碱性漱口水（碳酸氢钠）漱口，每次含漱口液15～30ml，鼓颊和吸吮动作交替，含漱时间3～5min，以充分清除松动的牙垢。

（2）饮食指导：进食高热量、高蛋白、高维生素的清淡饮食，食物一般细碎煮烂，避免过冷、过热、过硬及对口腔黏膜具有刺激性的食物；多饮水，以减轻药物对黏膜毒性反应；避免吸烟饮酒。

（3）低温冷冻疗法：是在输注化疗药物期间，持续含服生理盐水或药物制成的冰块，其作用机制是通过冷刺激口腔黏膜血管收缩，进而减少黏膜与细胞毒性药物的接触；患者使用化疗药前30min开始一直到化疗后30min，每间隔15～20min，给予冰水含漱2～3min。

（4）鼓励患者每日做张口、鼓腮、叩齿等锻炼，增加口腔黏膜皱襞与外界的气体交换，破坏厌氧菌的生存环境，防止发生继发感染。

95. 胶质瘤化疗患者怎样保护好血管？

答：对于未留置PICC管化疗的患者，周围血管由于受化疗药的刺激，常常出现血管功能异常。因此应保护好血管，可经常轻轻按摩四肢末梢血管，搓手背、足背等，以增加血液循环及血管弹性。

96. 胶质瘤化疗患者怎样预防静脉炎？

答：静脉炎是一种常见的周围血管疾病，多发于四肢，常出现患肢肿胀、疼痛等。长期化疗的患者可能出现静脉炎或栓塞，主要是因为有些化疗药物对血管内膜有较大的刺激性。静脉炎多表现为沿静脉走向出现条索状红线，局部组织发红、肿胀、灼热、疼痛，严重时伴有畏寒、发热等全身症状。如果胶质瘤患者的化疗需要多周期静脉化疗，那么一定要及早有计划地保护好静脉，防止静脉炎的发生。营养不良，免疫力低下的患者，应加强营养，以高蛋白、高热量食物为主，增强机体对血管壁创伤的修复能力和局部炎症的抵抗能力。患者一旦出现静脉炎或者栓塞症状，应立即停止静脉输入，并及时进行局部处理。

97. 胶质瘤化疗患者出现药物外渗，如何处理？

答：（1）应立即停止输液，应抬高患肢48～72h，避免局部受压。

（2）化疗药物外渗发生的24～48h内，宜给予干冷敷或冰敷，每次15～20min，每天≥4次；冷敷可使局部血管收缩，减轻局部水肿和药物扩散，从而减轻因局部肿胀引起的疼痛，减轻局部组织的损害。

（3）药物湿敷：局部皮肤涂擦氢化可的松尿素软膏、喜疗妥软膏、50%硫酸镁或2%～4%碳酸氢钠。

（4）应评估肿胀范围及外渗液体量，确定外渗的边界并标记；观察外渗区域的皮肤颜色、温度、感觉、关节活动和外渗远端组织的血运情况。

98. 如何科学地面对胶质瘤复发？

答：（1）自我接纳，树立希望：用接纳的态度去面对疾病，然后用积极的心理和科学的方法去对待它。

（2）寻求专业支持与指导：增强对医护人员的信任，加强与专业团队的沟通，全面了解疾病及自身状况，缓解内心对未知的恐惧。

（3）转移注意力：减轻对疾病的关注度，培养兴趣爱好，例如通过听音乐、做手工艺、阅读、下棋等方式平静心情。

（4）寻求倾诉渠道：勇敢地与亲人、朋友表露自己内心的不安和恐惧，告诉他们自己需要陪伴，不要刻意表现得很坚强。

99. 晚期胶质瘤患者临终护理的意义是什么？

答：胶质瘤患者的临终护理是为晚期患者提供控制症状、减轻痛苦、奉献爱心的护理服务。在临终前给予患者应有的护理和必要的治疗，帮助患者度过临终前的生命历程，最大限度地为患者减轻痛苦，维持或改善其功能和生活质量，缓和心理上对死亡的恐惧与不安，尊重患者的意愿和人身权利，使患者和家属在生命的最后阶段均得到心灵的慰藉和满足。

100. 胶质瘤晚期患者应采用肠内营养还是静脉营养？

答：胶质瘤患者晚期经常存在意识障碍、吞咽困难、饮食呛咳等症状，所以需要加强营养支持。如果患者不存在消化道出血、颅内压增高导致的频繁呕吐等症状，建议采用肠内营养。如果患者胃肠道不具备基本消化吸收功能，对能量和蛋白质的需求无法得到满足、出现营养不良时建议采用静脉营养。

101. 肠内营养和肠外营养的区别是什么？

答：（1）肠内营养是通过口服、鼻饲营养物质进入胃肠道消化吸收来补充营养。而肠外营养则是将营养物质静脉输入血液循环来补充营养。

（2）肠内营养长期使用可改善胃肠道功能，增强体质，改善各项生理功能；肠外营养长期使用可导致胃肠道功能衰退，引起各项生理功能的紊乱。

（3）肠内营养较全面、均衡；肠外营养元素较单一。

（4）肠内营养可长期、连续使用；肠外营养则是在短期内使用。

（5）肠内营养并发症少、相对安全；肠外营养并发症高。

（6）肠内营养的经济费用低；肠外营养的经济费用高。

102. **胶质瘤患者晚期进行肠内营养的优势？**

答：（1）提供安全均衡的营养素和微量元素，改善患者整体营养状况。

（2）直接营养和保护胃肠道黏膜，预防细菌移位，有效维持消化系统正常生理功能。

（3）促进免疫球蛋白和胃肠道激素的分泌，提高机体免疫力，减少术后感染和并发症的发生。

（4）降低高分解代谢率，改善氮平衡。

（5）治疗费用更经济。

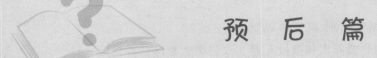

预 后 篇

传统观点认为，胶质瘤的预后不容乐观，但最新临床研究证实，经过正规的胶质瘤治疗，低级别胶质瘤患者的中位生存时间已经可以达到十余年；高级别胶质瘤在预后上虽然与低级别胶质瘤相比仍存在很大差距，但同样有越来越多的临床证据证实，对于高级别胶质瘤或复发胶质瘤患者，只要及时进行个体化针对性治疗，患者的预后也并不会如大家传统印象中那么差。因此，胶质瘤患者应当树立战胜肿瘤的信心，积极进行治疗。

1. 胶质瘤能否治愈？

答：WHO中枢神经系统肿瘤分类将胶质瘤分为Ⅳ级，其中WHO Ⅰ级的毛细胞星形细胞瘤、室管膜下巨细胞星型细胞瘤、原浆型星形细胞瘤、室管膜下瘤等肿瘤，因恶性程度较低，如果能够通过手术完全切除，是可以达到完全治愈的，而且术后不需要后续放化疗治疗。但以上肿瘤占胶质瘤总量的比例较低，仅占5%左右。对于WHO Ⅱ级以上的胶质瘤，仍应以改善生活质量和延长生命为治疗目标。

2. 儿童脑干胶质瘤预后如何？

答：脑干胶质瘤由于其位置敏感，大多数并不适合手术，部分外生型的儿童脑干胶质瘤可以手术，但手术风险较大，并发较重后遗症的可能性偏高。因此，脑干胶质瘤在手术治疗的选择上必须慎重，但有些儿童脑干胶质瘤患者通过放、化疗还是会有不错的治疗效果。

3. 胶质瘤患者生存时间如何？

答：尽管这是临床上患者和家属最为关心的问题，但即使是深谙胶质瘤诊疗的专家，也难以就这个问题给出精确的答案。患者的生存时间与患者的年龄、就诊的早晚、肿瘤的位置、肿瘤的病理级别、肿瘤的分子病理、是否经手术治疗、手术的切除程度以及肿瘤对放化疗的敏感性等多重因素有关。因此对于这个问题，只能随着诊疗的进展进行动态分析，很难一概而论。

4. 胶质瘤患者术后能否正常工作和生活？

答：非功能区胶质瘤患者术后一般不会留下明显的后遗症，不影响正常工作生活。如果肿瘤位于功能区，术后患者可能出现不同形式和不同程度的神经功能障碍，就会影响到正常工作生活，但经过适宜功能锻炼与康复，患者的神经功能障碍有可能逐步恢复。

5. 如何预防胶质瘤复发？

答：术后加行正规的放化疗，定期复查，保持良好心态，适当锻炼身体，保证营养，增强体质，能够有效提高胶质瘤的治疗效果，从而预防复发。

6. 如何改善胶质瘤晚期患者的生活质量？

答：胶质瘤晚期患者最常见的表现为头痛、呕吐、嗜睡、昏迷、偏瘫、发热等症状，出现这些症状的原因主要是肿瘤生长导致的颅内压升高、功能区受损、吞咽功能及咳嗽反射下降，以及患者长期卧床引起肺部感染。使用甘露醇和激素能够有效降低颅内压，减轻头痛、恶心、呕吐等症状；对于肺部感染，应当采取有效的抗感染治疗，按时翻身拍背吸痰，按摩皮肤，以上措施能够有效改善晚期患者的生活质量。

7. 少突胶质细胞瘤患者能够活多久？

答：少突胶质细胞瘤是一类预后相对较好的肿瘤，如采用正确的治疗方法，少突胶质细胞瘤患者的平均生存时间可达到10年以上。如患者存在1p/19q等位基因缺失，治疗后生存时间可能会更长。

8. 胶质母细胞瘤患者预后怎么样？

答：胶质母细胞瘤在WHO分级上为Ⅳ级胶质瘤，恶性程度最高，多数患者术后在不到一年的时间内就会复发，但在临床上不乏生存时间超过五年，甚至七八年的案例，既往文献也有生存时间达到十几年的胶质母细胞瘤案例报道。总体来看，胶质母细胞瘤患者的生存时间与多种因素有关，如年龄、部位、肿瘤的切除程度、术后患者的生活质量、肿瘤的病理级别、肿瘤的分子病理、术后是否经标准治疗以及肿瘤对标准治疗的敏感性等一系列因素相关。因此对胶质母细胞瘤患者来说，及时采用正确的治疗，可以适当放宽对自己生存时间的预期。

9. 为什么病理级别一样的胶质瘤预后有时候差别会很大？

答：病理级别乃至组织学分型，只是影响患者预后的因素之一。患者的年龄、肿瘤的部位、手术切除的程度以及术后是否采取标准的治疗，还有肿瘤本身对治疗的敏感性都可能会影响到患者的预后情况。所以相同级别的胶质瘤预后差别是很大的，不单纯是手术，很多相关因素都可能是相同病理级别患者预后相差很大的原因。

10. 胶质母细胞瘤一定比低级别胶质瘤的生存时间短吗？

答：胶质母细胞瘤是病理级别最高的一类肿瘤，在临床上预后也最差，但这只是一个基于总体形成的统计学结果，绝不能因此认为每个胶质母细胞瘤患者的预后都一定很差。如果肿瘤发现足够早，手术切除比较完全，结合正确的术后综合治疗，有些胶质母细胞瘤患者有时也会有很好的治疗效果。目前在临床上生存时间超过5年的患者已经并不罕见，甚至有的患者可以活到10年以上。

11. 为什么医生说胶质瘤全切，肿瘤还会复发？

答：目前临床上所谓的手术全切指的是手术显微镜下的全切。医生所说的胶质瘤全切，是对手术显微镜下未见肿瘤组织的一种客观描述，显微镜下的全切往往不代表所有的肿瘤细胞都被去除了，也就是并不能杜绝肿瘤复发的可能。事实上，胶质瘤作为一种侵袭性较强的恶性肿瘤，其生长特性就决定了这类肿瘤想做到组织学全切极其困难。如果患者病理诊断为恶性胶质瘤，不要认为手术全切就再没有后顾之忧，该进行放化疗的要及时进行放化疗。

12. 低级别胶质瘤最新的临床研究结果是怎样的?

答: 2015年美国临床肿瘤学会(ASCO)会议报道,总结250例低级别胶质瘤,手术加放疗的生存时间为7.8年,较单纯采取手术生存时间推迟了4年,再联合化疗(PCV方案)将低级别胶质瘤患者的生存时间提高了5.5年,达到了13.3年。在此之前,化疗对于低级别胶质瘤的治疗作用是有争议的,因为化疗对于哪些患者和哪些时间点起作用是不明确的。胶质瘤化疗最常用的替莫唑胺对于低级别胶质瘤的治疗效果仍在实验中。目前,在高级别胶质瘤的治疗中,替莫唑胺显示出了并不差于PCV方案的疗效,因此其对于低级别胶质瘤的治疗效果也同样值得期待。

13. 髓母细胞瘤预后怎么样?

答: 髓母细胞瘤在WHO分级中为Ⅳ级肿瘤,但是由于髓母细胞瘤对于放疗和化疗的敏感性优于胶质母细胞瘤,所以预后也优于胶质母细胞瘤。国内外多数研究报告的5年生存率均可达70%以上,有报告的患者最长存活期已超过20年。因此对于髓母细胞瘤来说,虽然肿瘤的恶性程度较高,但预后与胶质母细胞瘤相比要乐观得多。

14. 少突胶质细胞瘤和星形胶质细胞瘤哪种预后更好一些?

答: 一般来说,少突胶质细胞瘤在病情进展上比较缓慢,预后一般优于星形细胞瘤,间变少突胶质细胞瘤的预后一般也要优于间变星形细胞瘤。但组织学类型并非影响预后的唯一因素,这个结果并不绝对,还是要遵循具体情况具体分析的原则。

15. 室管膜瘤的预后如何?

答: 影响室管膜瘤预后的因素很多,包括患者年龄、肿瘤部位、恶性程度以及手术切除程度等。其中肿瘤部位和恶性程度对预后的影响较大,室管膜母细胞瘤的5年生存率可仅达15%。另外一个潜在的重要预后因素是手术切除程度,能够手术全切的患者生存期可以得到显著的提高,国内外文献研究显示50% ~ 60%的肿瘤全切除患者5年内未见肿瘤复发,而次全切除者仅21%。

16. **髓母细胞瘤容易向哪些部位播散？**

答：髓母细胞瘤主要沿蛛网膜下隙播散，肿瘤可转移到椎管内和大脑表面，或沿脑室播散到第三脑室。后一种情况相对少见。个别的向颅外转移至肺、骨及淋巴结等。

17. **伴发胶质瘤相关癫痫的患者在术后的预后是否会更差？**

答：总体来看，伴发癫痫的胶质瘤患者经常规治疗后往往能够获得更长的总生存期。其原因目前尚不明确，有专家认为是由于癫痫症状会使患者及早求诊，而此时肿瘤生长时间相对较短，体积有限，因此能获得更好的治疗效果。也有研究表明IDH1突变的肿瘤更易发生癫痫，而IDH1突变肿瘤本身更能从治疗中获益。此外，国内外研究表明：单一发作形式比多种发作形式预后要好；全身强直-阵挛发作和单纯失神发作预后较好；复杂部分性发作预后较差，表现为术后停药易复发癫痫；部分性发作较全身性发作更易复发，但原因尚不明确。

18. **胶质瘤的预后应该如何评价？**

答：脑胶质瘤的预后生存质量评价很困难，特别是针对某个个体很难说明患者的术后生存质量的高与低。医生与患者及患者家属对预后生存质量的关注点可能不一样。但是归根结底来说，人毕竟是具有高级精神活动的动物，目前医患双方公认的影响评价预后标准的因素应该为：①治疗前后患者的体格状态比较；②情感的变化与性生活；③家庭、社会伦理及行为；④无职业变化与学习、计划能力。对儿童患者还该有进行精神与心理评价，观察治疗对智力与心理、日常行为的影响。

19. **低级别胶质瘤的高危因素是什么？**

答：欧洲ESMO指南推荐低级别胶质瘤危险因素包括七项：①年龄≥40岁；②星形细胞瘤来源；③肿瘤最大径≥6cm；④肿瘤跨中线；⑤除癫痫外术前还存在神经功能缺损；⑥不存在1p/19q联合缺失；⑦不存在IDH1或IDH2基因突变。

符合3条或者以上为高危，高危即容易复发，预后偏差。

2015年NCCN指南推荐将年龄超过40岁、不能全切的胶质瘤都认为是高危病例。

20. 符合哪些条件的胶质瘤治疗效果最好？

答：符合肿瘤发现较早（如单纯累及额叶、颞叶、枕叶单个脑叶等）、病变体积较小、部位表浅、切除彻底、MGMT启动子存在甲基化、1p/19q等位基因联合缺失、Ki-67低表达、年龄较小等全部或部分条件的胶质瘤患者，经系统治疗后可取得相对较好的效果。

21. 影像学上如何判断胶质瘤治疗的疗效？

答：临床上对于胶质瘤的效果一般采用增强MRI进行评判，方法如下。

（1）显效：肿瘤病灶消失。

（2）有效：肿瘤缩小在50%以上。

（3）微效：肿瘤缩小为25%～50%。

（4）无变化：肿瘤缩小在25%以下，继续增大在25%以内者。

（5）恶化：肿瘤继续增大，超过25%，或出现新的病灶。

22. KPS评分的意义是什么？

答：KPS评分是胶质瘤诊疗管理中常用于表示患者功能状态及评估患者生活质量的指标。一般认为，KPS评分80分为非依赖级，即生活自理级；60～70分为半依赖级，即生活半自理级。60分以下为依赖级，即生活需要别人帮助级。手术治疗后存活者的功能状态和术前功能状态有关。

临床试验篇

1. 什么是临床试验?

答:临床试验是指以人为对象的前瞻性研究,预先将受试者或受试人群分配至接受一种或多种医疗干预,以评价医疗干预对健康结局的影响。其中"医疗干预"包括但不仅限于药物、细胞及其他生物制品、外科治疗、放射治疗、医疗器械、行为疗法、治疗过程的改变、预防保健等。其定义包括1期到4期试验。

2. 参加临床试验对患者有什么好处?

答:当患者经常规治疗失败后,没有后续治疗方案可供选择,但患者并没有放弃求生,希望寻求可能有效的治疗方法,以获得更长的生存或更好的生活质量的情况下,参加合适的临床试验可能为患者带来一线生机。此外,临床试验大多数是免费的,对于一些检查可能还有补贴,能够减轻患者经济负担。但需要提出的一点是,临床试验带有不确定性,因为都是一些新药、新技术,可能会无效,甚至产生不可预知的副作用。

3. 参加临床试验有什么风险?

答:每一个临床试验都要经过伦理委员会审批,在充分保护受试者利益的情况下才能开展,所以对于受试者相对是安全的。但参加临床试验也必须遵循一定的规则。首先,入组的随机性,也就是说如果参加随机对照研究,受试者有被随机分到对照组的风险,从而得不到试验药物或新技术的治疗;其次,试验新药物或新技术并未在临床大规模应用,所以对产生的副作用无法预测,疗效也无法确定,有产生副作用和无效的风险。最后,参加临床试验必须遵照试验要求做相关检查和随访,所以可能会做额外的检查及接受多次门诊或电话随访,对受试者的正常生活产生影响。

4. 什么样的患者能够参加临床试验？

答：目前用于胶质瘤治疗的新药、新技术层出不穷，临床试验已经在全国许多单位普遍开展。所以临床试验在遵循伦理、保护受试者利益的前提下，对受试者招募的范围也逐渐扩大，目前肿瘤患者的临床试验早已不再只局限于无药可救的晚期患者，一些初发患者也可以参加合适的临床试验，只要是符合试验的入组条件都能参加相应的临床试验。

5. 临床试验受试者健康受到损害怎么办？

答：如果受试者的健康确因参加临床试验而发生与研究相关的损害，研究单位和研究者将负责对受试者采取适当的治疗措施。医院及相关科室与研究者迅速研究所发生的严重不良事件是否与研究相关，采取必要的措施以保证受试者的安全和权益。如果确因参加研究受到损害，项目承担单位将根据法律承担相应责任。另外，有些临床试验会给受试者购买相应的医疗保险。

6. 临床试验会保护受试者的隐私吗？

答：受试者的医疗记录将保存在医院，研究者、研究主管部门、伦理委员会将被允许查阅医疗记录。任何有关研究结果的公开报告将不会披露受试者的个人身份信息，研究者和研究单位在法律允许的范围内，尽一切努力保护受试者医疗资料。

7. 如何寻找合适的临床试验？

答：正规的临床试验多是在大型医院或研究单位开展，有的临床试验会有招募信息，通过在医院公告栏张贴招募广告，通过多媒体宣传招募信息。但所有进行或完成的临床试验都必须在公共平台注册，想参加临床试验的个人可通过网上登录查询临床试验注册网站去筛选适合自己的临床试验项目。以下是国内外使用最广泛的临床试验注册平台：

中国临床试验注册中心：http://www.chictr.org.cn/index.aspx

美国临床试验注册中心：https://clinicaltrials.gov/

欧盟临床试验登记中心：https://www.clinicaltrialsregister.eu

WHO临床试验注册中心：https://www.who.int/ictrp/zh/

典 型 病 例

病 例 一

额颞岛叶巨大胶质母细胞瘤手术全切除

一般情况：患者，女性，56岁，既往体健。

主诉：突发头痛伴尿失禁2周。

现病史：患者2周前无明显诱因突发头痛、恶心，伴尿失禁，记忆力下降，上述症状呈进行性加重，无呕吐及癫痫发作，查头颅MRI示左额颞岛巨大实性占位，考虑恶性胶质瘤，收住院手术治疗。

入院查体：查体欠配合，需人搀扶入院。神志清楚，言语迟缓，精神淡漠，双侧瞳孔等大等圆，直径2.5mm，光反应灵敏，额纹及鼻唇沟对称，伸舌居中，颈软，四肢肌力5级，肌张力正常，病理征阴性。

认知功能评价：MOCA、WAB与MMSE评分提示患者执行、记忆、注意力、定向、语言能力、回忆能力明显下降。KPS评分60分。利手判定为右利手。

辅助检查：头颅MRI示左额颞岛片状混杂信号，中线向右侧移位，右侧脑室受压变小，不规则强化，大小约6.0 cm×5.0 cm×5.0cm（图24）。

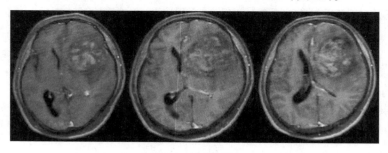

图24　术前MRI

术前诊断：左额颞岛胶质母细胞瘤。

手术情况：在全麻下行冠切左额颞开颅肿瘤切除术，术中可见鱼肉样实性肿瘤，与周围脑组织边界不清，血运极丰富，术者联合术中神经导航＋黄荧光＋电生理监测等技术在显微镜下全切除肿瘤。

术后情况：神清语利，精神好，四肢肌力、感觉均正常，KPS评分90分。复查MRI示肿瘤切除满意，中线移位明显改善，肿瘤毗邻重要功能结构保护完好（图25）。

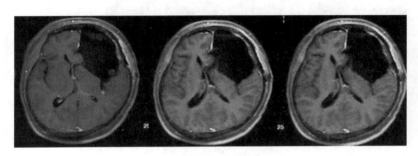

图25　术后复查MRI

病理诊断：胶质母细胞瘤（WHO Ⅳ级）

分子病理：IDH1基因突变（－），MGMT启动子甲基化（－），Ki-67 50%。

FISH检测：不存在1p36和19q13杂合性缺失。

最终诊断：胶质母细胞瘤（WHO Ⅳ级），IDH野生型。

术后治疗方案

（1）标准同步放化疗：术后2周行同步放化疗，60Gy/30f，同步口服替莫唑胺75mg/m² 42天。

（2）替莫唑胺辅助化疗：第1周期：替莫唑胺150mg/m² 5天；第2～12周期：替莫唑胺200mg/m² 5天，每周期间隔23天。

随访情况：患者术后1月基本上恢复正常生活，完成术后标准同步放化疗及12周期替莫唑胺辅助化疗。术后1年余门诊随访患者：神清语利，精神好，四肢肌力、感觉均正常，KPS评分为100分；复查MRI示中线居中，未见肿瘤复发征象（图26）。

总结：岛叶胶质母细胞瘤往往累及脑深部重要的神经－血管结构，手术治疗极具挑战性，术后患者出现偏瘫、失语等神经功能障碍的发生率极高。目前大量临床研究已经证实脑胶质瘤的切除程度与患者无进展生存期和总生存期均密切相关。术者联合应用神经导航、荧光显像及神经电生理监测等多种手术辅助技术，完整切除肿瘤病变，术后MRI检查提示无明显肿瘤残余，且患者术后无明显遗留神经功能障碍，辅以标准放化疗方案，最后取得较为理想的治疗效果。

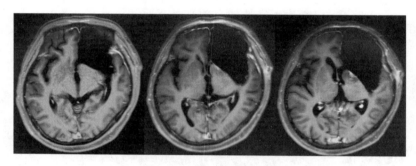

图26　术后1年复查MRI

病 例 二

丘脑胶质瘤手术切除

一般情况：患者，男性，19岁，既往体健。

主诉：剧烈头痛伴喷射性呕吐1周。

现病史：患者1周前无明显诱因突发头痛、恶心，喷射性呕吐，无意识不清及肢体抽搐发作，查头颅MRI示右侧丘脑占位合并脑积水，考虑丘脑胶质瘤可能性大，急诊收住院。

入院查体：神志不清，可配合查体，精神弱，双侧瞳孔等大等圆，直径2.0mm，光反应灵敏，额纹及鼻唇沟对称，伸舌居中，颈软，左侧肢体肌力4级，右侧肢体肌力5级，肌张力正常，病理征阴性。KPS评分50分。

辅助检查：头颅MRI示右侧丘脑、三脑室占位，邻近结构受压，少许线状强化，大小约4.0 cm×3.0 cm×3.0cm，幕上脑室扩大（图27）。

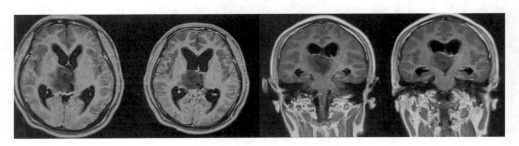

图27　术前MRI

术前诊断：右丘脑胶质瘤，脑积水。

手术情况：全麻下行右额开颅肿瘤切除术，术中见灰红色样肿瘤，与周围脑组织边界不清，血运极丰富，术者在神经导航与电生理监测辅助下，保护患者内囊后肢结构完整，最终显微镜下近全切肿瘤。

术后情况：神清语利，精神好，左侧肢体肌力4级，KPS评分70分。

病理诊断：弥漫性中线胶质瘤，H3K27M突变型（WHO Ⅳ级）。

分子病理：IDH1基因突变（－），MGMT启动子甲基化（－），Ki-67 50%～70%。

FISH检测：不存在1p36和19q13杂合性缺失。

术后治疗方案

（1）标准同步放化疗：术后2周行同步放化疗，60Gy/30f，同步口服替莫唑胺75mg/m^2 42天。

（2）替莫唑胺辅助化疗：第1周期，替莫唑胺150mg/m^2 5天；第2～12周期，替莫唑胺200mg/m^2 5天，每周期间隔23天。

随访情况：患者出院后进行神经功能康复治疗，肢体肌力逐步恢复正常，完成标准同步放化疗及12周期替莫唑胺辅助化疗。术后3月随访患者：神清语利，精神好，四肢肌力正常，KPS评分80分；复查MRI示中线居中，扩大的脑室结构恢复正常，未见肿瘤复发征象（图28）。

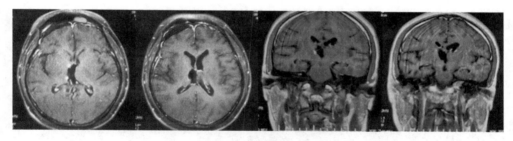

图28 术后复查MRI

总结：丘脑位置深在、结构复杂、功能多样，手术切除丘脑胶质瘤的致残率和致死率高，因此具有极大挑战性，既往主流治疗方案多为病变立体定向活检＋放/化疗。随着显微神经外科、神经功能影像、术中辅助技术（如术中超声、神经功能导航、术中MRI、荧光显像与神经电生理监测等）的不断进展，最大限度切除肿瘤，并最大程度保留患者神经功能，重建脑脊液循环通路，缓解高颅压已经成为目前丘脑胶质瘤的手术策略。我们团队对丘脑胶质瘤手术治疗具有丰富的临床经验和手术技术，严格把握手术指证，同时结合手术辅助技术，最大限度地安全切除肿瘤，术后辅以标准放化疗，大多数患者最终获得了较好的治疗效果。

病 例 三

多灶性胶质母细胞瘤分期手术切除

一般情况：患者，男性，67岁，既往体健。

主诉：记忆力下降6个月，头部胀痛1个月。

现病史：患者6个月前自觉记忆力明显下降，无意识不清，无肢体无力或肢体抽搐发作，未予特殊重视，后自觉症状逐渐加重，并伴有头部胀痛，遂至当地医院就诊后查头颅MRI示左侧大脑半球多发性病灶，为行进一步手术治疗收住院。

入院查体：神清可语，一般情况良好，对答基本切题，反应力稍迟缓，右利手，四肢肌力5级，余神经系统查体未见异常。KPS评分90分。

辅助检查：头颅MRI示左侧颞枕叶及丘脑受累占位病变：胶质母细胞瘤可能性大；左侧小脑幕切迹下疝（图29）。

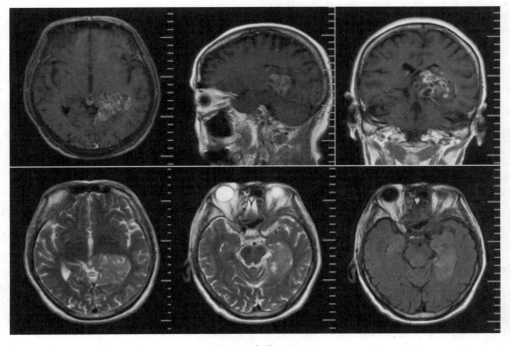

图29　术前MRI

术前诊断：左颞枕、海马及丘脑多发性胶质瘤。

术前讨论：患者入院诊断为左颞枕及丘脑多发性占位，病变侵袭范围较广，累及左侧颞叶内侧及海马沟回，左侧小脑幕切迹下疝，考虑多灶性高级别胶质瘤可能性大。因单次手术难以全切肿瘤，计划采取分期手术策略，第一次手术行左侧颞枕开颅切除左颞枕叶MRI增强部分肿瘤，择期第二次手术行左额颞开颅切除左侧颞叶内侧及海马MRI非强化部分肿瘤，力争最终近全切除全部肿瘤病变。

第一次手术情况（2020-04-21）：全麻下行左颞枕开颅肿瘤切除术，自枕叶皮层造瘘，皮层下约3.5cm即可见实性病变，呈灰红色，质地软，血供丰富，与周围脑组织边界不清，肿瘤主体位于左侧颞枕叶三角区并向深部丘脑及海马方向生长，部分肿瘤突入三室后部并经大脑镰下向对侧生长，显微镜下自肿瘤大致边界逐步分离并分块切除，保护深部大脑大静脉等重要引流静脉，最终镜下近全切除左侧颞枕及丘脑病变，大小约5.5cm×6.0cm×5.0cm，左侧海马方向病变位置深在难以完整切除，左侧脑室枕角开放。

第一次术后情况：一般情况良好，神清可语，对答基本切题，四肢遵嘱活动，肌力5级。术后KPS评分80分。术后头颅MRI示左顶枕占位开颅术后改变，左侧颞枕叶增强部分肿瘤病灶切除满意（图30）。

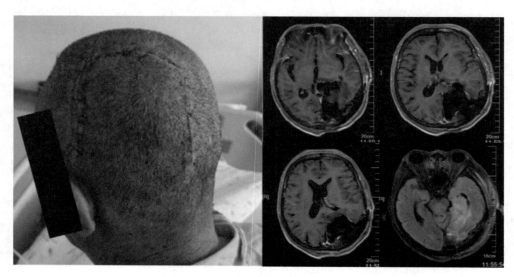

图30　第一次术后情况

第二次手术情况（2020-05-13）：全麻下行左额颞开颅肿瘤切除术，先切除部分颞极组织，显露侧脑室颞角，颞角底部可见肿胀海马组织，灰红色，质软，与周围组织边界不清，血供丰富，未见钙化、坏死及囊变，显微镜下分块近全切除肿瘤，大小约4.0cm×3.5cm×3.0cm，达到前次手术颞枕叶术腔，神经导航确定肿瘤切除范围。

第二次术后情况：一般情况良好，神清可语，对答基本切题，四肢遵嘱活动，肌力5级，言语功能及肢体肌力情况基本同术前。术后KPS评分80分。术后头颅MRI示左侧颞部及左侧颞枕部开颅术后改变，左侧颞叶内侧及海马沟回非增强部分肿瘤病灶切除满意，整体肿瘤病变达到近全切除目标（图31）。

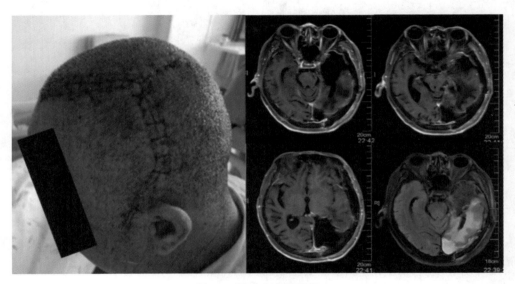

图31　第二次术后情况

病理诊断：（第一次）胶质母细胞瘤（WHO Ⅳ级），浸润蛛网膜下腔和软膜下；（第二次）间变性星形细胞瘤（WHO Ⅲ级）；IDH野生型。

免疫组化染色：ATRX（部分＋）；P53（＋）；Ki-67（20%～40%）；IDH1（－）；H3K27M（－）。

分子病理检测：IDH1基因R132突变（－）；IDH2基因R172突变（－）；MGMT基因启动子甲基化（－）；TERT启动子C228T突变（＋）；TERT启动子C250T突变（－）；染色体1p/19q不存在杂合性缺失（图32）。

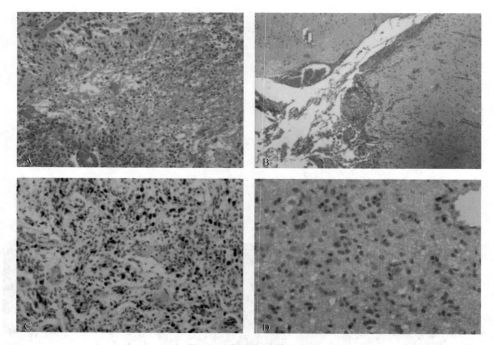

图32 分子病理检测图

注：常规病理H-E染色（A/B）与Ki-67（C）、IDH1（D）免疫组化染色结果，病理诊断考虑胶质母细胞瘤（WHO Ⅳ级）。

术后治疗方案：Stupp标准方案同步放化疗与替莫唑胺辅助化疗。

随访情况：患者出院后继续神经康复治疗，未遗留明显神经功能障碍，基本恢复正常生活。术后3月随访患者：神清语利，精神好，四肢肌力正常，KPS评分90分；复查MRI示左侧颞部及左侧颞枕部开颅胶质母细胞瘤术后改变，颅内肿瘤病变控制良好，未见明显肿瘤复发或进展迹象（图33）。

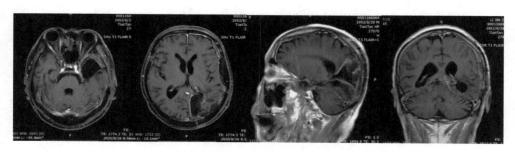

图33 术后3月MRI

总结： 颅内多发性胶质瘤占全部胶质瘤患者数的 2% ～ 20%，病理类型大多为胶质母细胞瘤（GBM），多发性 GBM 约占 GBM 患者总数的 20%。多灶性胶质瘤是指肿瘤通过已知存在的通路而生长和扩散的多发性肿瘤，病灶之间有明确的传播、转移路线，这些通路包括白质纤维束（如联系纤维，投射纤维和联合纤维）、脑脊液循环通路以及邻近脑组织的扩散等。通常 MRI T2 和 FLAIR 序列上可观察到相应的转移途径。

现有研究发现多发性胶质瘤的临床预后较单病灶胶质瘤更差，可能因为多发性胶质瘤具有显著不同的分子遗传学背景。多发性胶质瘤的治疗目前尚无推荐治疗方案，临床上争议较大。许多学者认为广泛切除肿瘤会增加出血和神经功能障碍的风险，故手术策略相对保守。但手术切除程度仍是多发性胶质瘤临床预后的主要影响因素，因此治疗原则应该是最大范围安全切除肿瘤组织，同时尽可能的确证多个病灶的病理组织类型与分子病理特征；而对于不能切除的病灶，采用立体定向活检明确病理诊断是非常必要的，继而指导下一步综合治疗，总体治疗策略可参照新诊断胶质母细胞瘤的推荐治疗方案。

本病例患者肿瘤位于左侧优势半球，呈多灶性浸润性生长，累及多个脑叶深部组织，难以单次手术完全切除，根据最大范围安全切除原则，采取分期手术切除策略，第一次切除强化部分肿瘤，第二次切除残余非强化部分肿瘤，总体达到肿瘤近全切除目标。患者术后恢复顺利，取得了较为满意的临床疗效。此外，联合运用术前多模态影像、术中导航、术中荧光显像及术中 MRI 等辅助技术，了解重要脑功能区位置、肿瘤浸润范围、与周围组织解剖关系，可大大提高手术效率及安全性，最大限度避免术中损伤重要脑功能区和重要血管结构，降低术后严重脑水肿或神经功能障碍的发生率，为后续综合治疗创造条件，最终改善患者的生活质量并延长存活时间。

病 例 四

初发胶质母细胞瘤经标准治疗后长期生存

一般情况：患者，男性，33岁，既往体健。

主诉：阵发性头痛1个月，发作性意识丧失伴四肢抽搐2周。

现病史：患者近1月来出现阵发性头痛，呈进行性加重，伴恶心，无呕吐。2周前无明显诱因突发意识丧失后倒地，表现为眼睛上翻，口吐白沫，伴有四肢抽搐，持续约2分钟后自行缓解。查头颅MRI示右额及胼胝体囊实性占位，考虑胶质瘤可能性大，为行进一步手术治疗收住院。

入院查体：神清语利，双侧瞳孔等大等圆，直径2.5mm，直接和间接光反应灵敏，额纹及鼻唇沟对称，伸舌居中，颈软，四肢肢体肌力5级，肌张力正常。神经系统查体未见异常。KPS评分为90分。

辅助检查：头颅MRI示右额可见大片状囊性占位病变，病变内可见分隔影，边界清楚，前壁及内侧壁较厚，形态不规则，呈明显环状强化，前内侧壁呈不均匀强化，周围脑实质呈受压表现，右侧脑室受压变形，中线结构左移，右侧脑沟变浅。考虑胶质瘤可能性大（图34）。

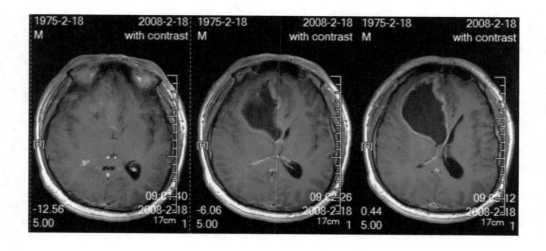

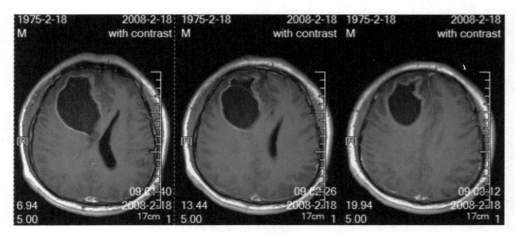

图34 术前MRI

术前诊断： 右额胶质母细胞瘤；症状性癫痫。

手术情况： 在全麻下行右额颞开颅肿瘤切除术，术中可见肿瘤为囊实性，囊液淡黄色，实性部分为灰红色，与周围脑组织边界不清，血运较丰富，显微镜下全切除肿瘤。

术后情况： 神清语利，精神好，四肢遵嘱活动，肌力5级，神经系统查体未见异常，出院KPS评分为90分。复查MRI示肿瘤切除满意，中线移位明显改善。

病理诊断： 胶质母细胞瘤（WHO Ⅳ级），血管增生明显，伴有坏死，核分裂象多见（图35）。

分子病理： MGMT（＋）；EGFR（＋＋＋）；VEGF（＋＋＋）；Ki-67（30%～50%）；P53（＋＋＋）。

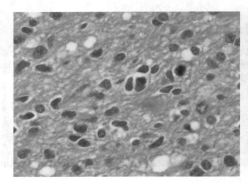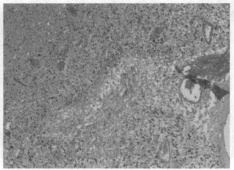

图35 镜下肿瘤病理诊断

术后治疗方案

（1）标准同步放化疗：术后3周行同步放化疗，60Gy/30f，同步口服替莫唑胺75mg/m^2 42天。

（2）替莫唑胺辅助化疗：第1周期，替莫唑胺150mg/m^2 5天；第2～12周期，替莫唑胺200mg/m^2 5天，每周期间隔23天。

随访情况（术后6个月）：患者出院后继续神经康复治疗，未遗留明显神经功能障碍，基本恢复正常生活和工作。术后6个月随访患者：神清语利，精神好，四肢肌力正常，未出现癫痫发作，KPS评分为100分。MRI示右额胶质瘤术后改变，未见肿瘤复发征象（图36）。

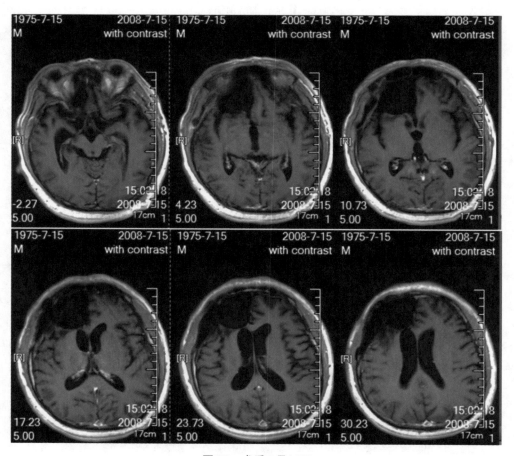

图36　术后6月MRI

随访情况（术后5年）：患者神清语利，精神可，四肢肌力正常，KPS评分为100分。复查MRI示右额胶质瘤术后改变，未见肿瘤复发征象（图37）。

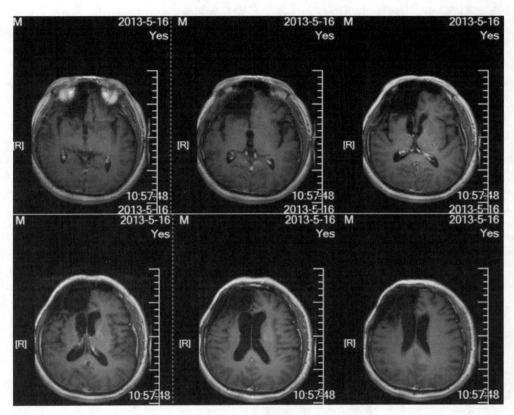

图37　术后5年MRI

随访情况（术后10年）：患者神清语利，精神可，四肢肌力正常，KPS评分为100分。复查MRI示右额胶质瘤术后改变，未见肿瘤复发征象（图38）。

随访情况（术后13年）：患者神清语利，精神好，四肢肌力正常，未出现癫痫发作，可以正常生活和工作，KPS评分为100分。复查MRI示右额胶质瘤术后改变，未见肿瘤复发征象（图39）。

总结：胶质瘤是最常见的颅内原发恶性肿瘤，胶质母细胞瘤在胶质瘤中的占比最高，恶性程度也是最高，国内外报道的中位总生存期仅为14个月，5年生存率不足5%。本病例患者为胶质母细胞瘤（WHO Ⅳ级），手术全切除肿瘤，效果

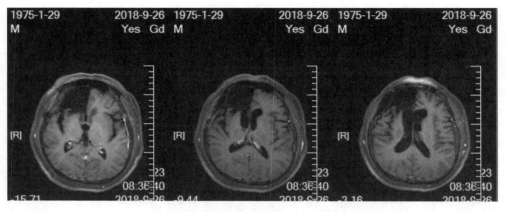

图38 术后10年MRI

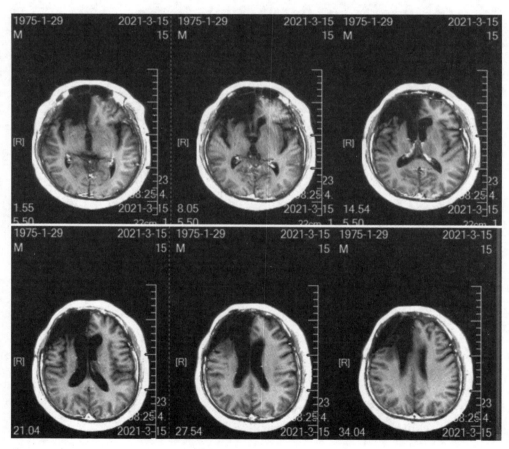

图39 术后13年MRI

满意，术后接受标准同步放化疗及12周期替莫唑胺辅助化疗，术后2个月即恢复正常生活和工作，且未出现癫痫症状发作。目前该病例总存活期已达13年，定期规律随访，复查MRI示肿瘤控制情况良好，未见肿瘤复发征象。因此，对于胶质母细胞瘤患者，并非不治之症，如果肿瘤手术切除满意，辅以规范的放化疗，往往可以达到比较理想的治疗效果，尤其是近年来新开展的靶向治疗、电场治疗及免疫治疗等，也为胶质母细胞瘤患者带来了更大的生存希望和更多的治疗选择。

病 例 五

伯瑞替尼靶向药物治疗复发胶质母细胞瘤

一般情况：患者，男性，37岁，既往体健。

主诉：发作性意识丧失伴肢体抽搐1月。

现病史：患者1月前无明显诱因出现四肢抽搐，伴有口吐白沫、双眼上翻、意识丧失，约1分钟后自行缓解，清醒后不能回忆当时情况。至当地医院查头颅MRI示右侧颞岛叶占位，胶质瘤可能性大，收住院治疗。

入院查体：神清语利，双侧瞳孔等大等圆，直径3mm，直接和间接光反应灵敏，额纹及鼻唇沟对称，伸舌居中，颈软，四肢肢体肌力5级，肌张力正常。

辅助检查：头颅MRI示右侧颞岛叶异常信号，无明显强化，考虑低级别胶质瘤可能性大（图40）。

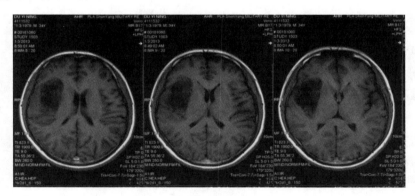

图40 术前MRI

术前诊断：右颞岛胶质瘤；症状性癫痫。

第一次手术情况：当地医院行开颅手术，病理证实为"星形细胞瘤（WHO Ⅱ级）"。术后因"脑水肿"，于当地医院行"右额颞去骨瓣减压术"。

术后放射治疗：患者术后在当地医院行放射治疗，中心剂量45Gy，周围14Gy，具体计划不详。

术后2年，患者因"发作性肢体抽搐10天"再次入院。

入院查体：神清语利，精神可，双瞳等大同圆，直径3mm，光反应灵敏，四肢肌力5级，肌张力正常，病理征阴性。

辅助检查：头颅MRI示右颞岛叶多发囊性占位，伴有局灶性不均匀强化，中线偏向左侧，考虑胶质瘤术后复发（图41）。

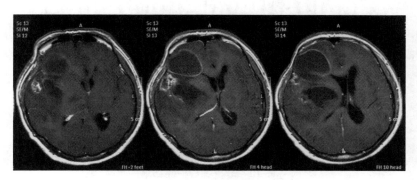

图41　复发后MRI

术前诊断：右颞岛胶质瘤术后复发；症状性癫痫。

第二次手术情况：全麻下行右额颞原切口入路肿瘤切除术，术中见囊实性肿瘤，囊液成淡黄色，实性肿瘤呈灰红色，质地软韧不均，血供丰富，与周围组织边界不清。沿肿瘤大致边界仔细分离，分块近全切除肿瘤。

病理诊断：胶质母细胞瘤，IDH突变型（WHO Ⅳ级）。

分子病理检测：IDH1基因R132突变（＋）；IDH2基因R172突变（－）；MGMT基因启动子甲基化（＋）；PTPRZ1-MET（ZM）融合基因（＋）；MET第14号外显子跳跃（METex14）（＋）（图42）。

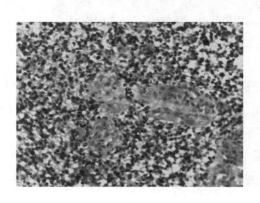

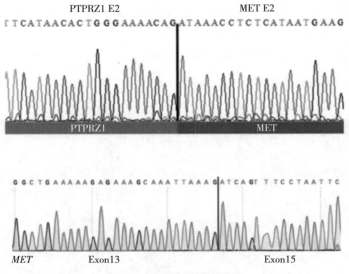

图42　分子病理检测结果

术后治疗方案及随访情况：患者术后接受连续8个周期替莫唑胺辅助化疗，复查头颅MRI示右岛叶、底节区新发增强病灶，提示肿瘤再次复发（图43）。

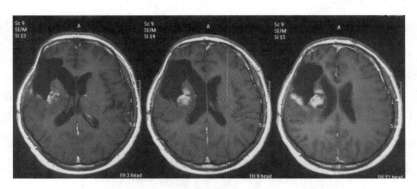

图43　术后复查MRI

入组伯瑞替尼新药临床试验及随访情况：应用伯瑞替尼50mg，一天两次，每28天为一治疗周期，连续使用5个周期。随访4周后，患者症状明显减轻，复查MRI示右岛叶胶质瘤术后改变，术腔后部新发病灶缩小，未见肿瘤增强病灶（图44）。随访16周后，患者病情稳定，复查MRI示右岛叶胶质瘤术后改变，术腔后部新发病灶明显缩小，未显示肿瘤增强病灶及肿瘤复发征象，根据RANO标准评估为"肿瘤部分缓解"（图45）。

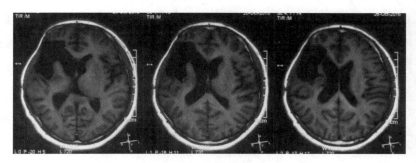

图44 应用伯瑞替尼4周后MRI

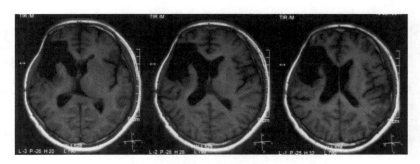

图45 应用伯瑞替尼4周后MRI

总结： 作为恶性度最高的原发性脑肿瘤之一，胶质母细胞瘤具有致死性高、致残率高、复发率高的特征。由于肿瘤细胞异质性强，呈侵袭性生长，手术难以做到真正意义上全切除；并且肿瘤细胞存在放化疗抗性，即使接受替莫唑胺联合放疗的标准治疗方案，术后高复发性仍是其代表性特征，且肿瘤复发后恶性程度更高，治疗抗性更强，预后更差，复发胶质母细胞瘤的中位存活期仅为6～9个月。目前对于复发恶性脑胶质瘤尚无标准治疗方案，强烈建议患者接受适当可行的临床试验。

北京天坛医院江涛教授团队通过大规模病例队列研究，在国际上首次报道PTPRZ1-MET融合基因促进胶质瘤恶性进展的全新机制，针对该融合基因治疗靶点，自主研发MET单靶点抑制剂——伯瑞替尼，该靶向药物可阻断MET/STAT3信号通路，逆转耐药并抑制肿瘤复发。目前已完成的Ⅰ期临床试验显示，伯瑞替尼能够有效透过血脑屏障，对于PTPRZ1-MET融合基因阳性的胶质母细胞瘤具有较好疗效，疾病控制率达50%，患者中位生存期由6个月延长至15个月。Ⅱ/Ⅲ期临床试验目前已入组病例60%，中期随访数据显示患者两年死亡风险显著降低40%。现有临床研究结果显示，伯瑞替尼治疗复发恶性脑胶质瘤疗效显著，安全性高，副作用小，该药物有可能为复发脑胶质瘤患者带来新的希望。